あなたも一緒に《健康リラックス体操》

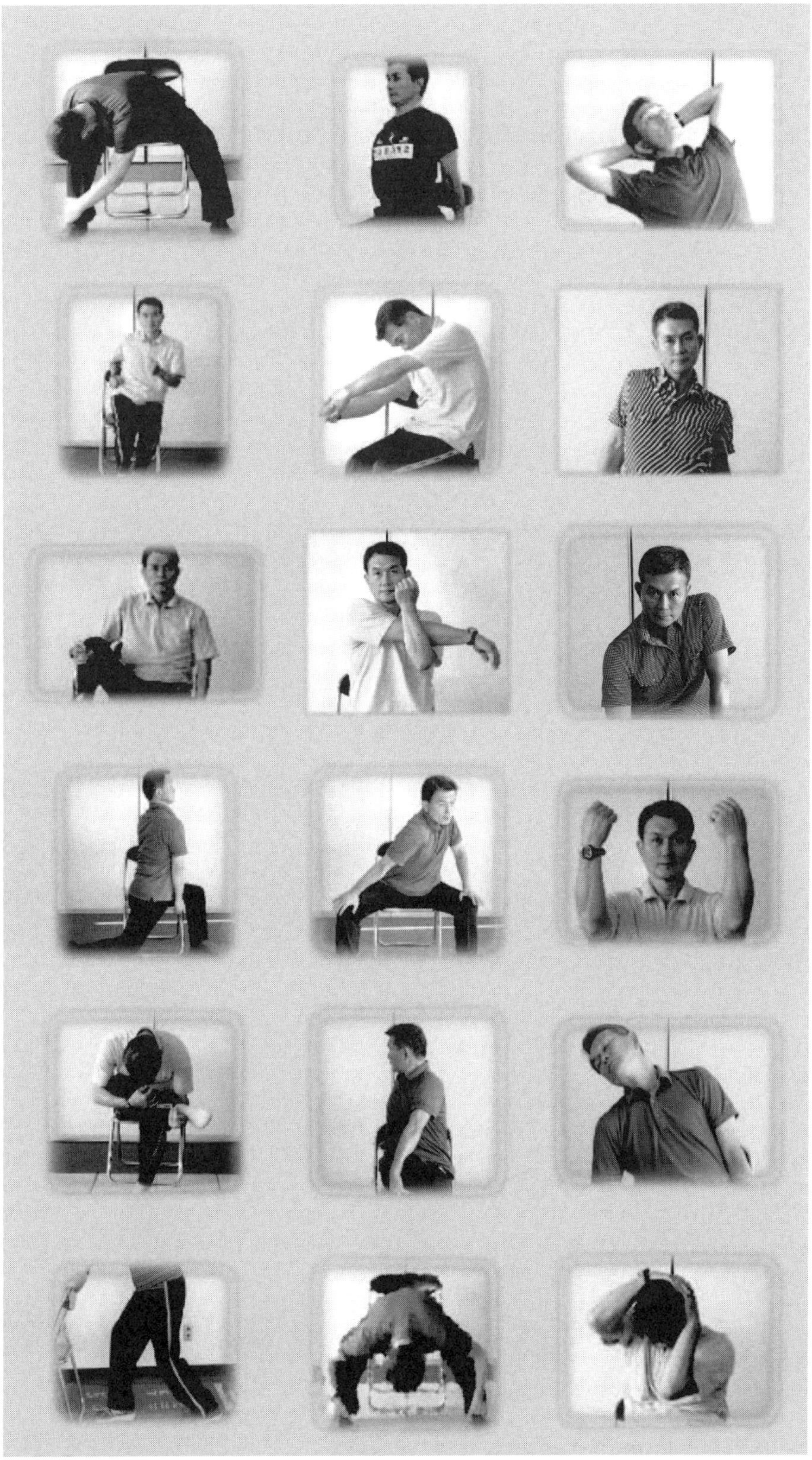

『あなたも一緒に「健康リラックス体操」』で健康で幸せ人生を送りましょう。

監修：島村医療・介護グループの統括責任者、医学博士　島村　善行

1　はじめに

健康に大いに役立つ、良い著書ができました。

この本を参考に、織田式〝健康リラックス体操〟を実施して、健康生活をお送りくださ い。

この本は、小学生から高齢者まで、老若男女すべての年齢のための本です。

私は医療・介護グループの統括責任者をしている、がん・認知症・生活習慣病を治療している臨床医です。スポーツ医でもありました。

生活習慣が多くの病気の基になります。

毎日の(1)食事、(2)運動、(3)考え方、等の長年にわたる生活習慣によって、生活習慣病は現れてきます。肥満をきっかけに、高血圧、高脂血症、糖尿病となり、脳卒中・心筋梗塞・がん・認知症で死に至る病気となります。そこに至らなくても、日々の生活で、体の不調を訴える人もいます。低体温、便秘、肩こり、腰痛、口内炎、手足のこわばり、よく風邪をひいたりもします。免疫力の低下や、整形外科的疾患が蔓延していることがうかが

われます。
それを好転させるきっかけを、この織田式〝健康リラックス体操〟でつかみましょう。

2　織田式〝健康リラックス体操〟はどんな効果があるのか

1）関節の柔軟性、より高度なスポーツの上達
2）血流改善、代謝改善：生活習慣病予防・治療
3）気分高揚、安眠
4）認知症予防

日常生活であまり使わない関節、筋肉も満遍なく使われ、爽快感が得られる。リラックスし、いつの間にか肩こり、頭痛、腰痛等の改善がみられ、生活に張りと潤いが得られる。

＊＊それらの効果が得られる訳

1）関節の柔軟性が得られ、事故防止ができ、より高度なスポーツの上達の基を作り上げる。

⑴事故防止：

私たちは、生活の中で、よほど意識していないと、満遍なく筋肉や関節を動かしてはいません。それらは年齢とともに、著しくなって、関節が固くなり、柔軟性を欠き、筋力も落ちてきます。特に、深部（体幹）の筋肉である、「多裂筋群」「腸腰筋群」などは、年齢とともに使われなくなり、猫背になったり、足が上がらず、老人のちょこちょこ歩きとなり、畳のヘリでも足が引っ掛かったりなど、転びやすくなります。さらに、骨粗

しょう症が加わって、転ぶとすぐ骨折をし、寝たきりとなる可能性も出てきます。体幹のストレッチに加え、手足の各関節や筋肉やスジ（腱）をストレッチし、いつでも動かせるようにしていると、とっさの動きができ、事故防止につながります。

　最近では、小学生でも問題となり、学校検診に、運動器検診が加えられるようになりました。

(2)より高度なスポーツの上達のための基礎となり、身体能力を高める基となります。‥

　オリンピック選手や各種のアスリートも、一流になればなるほど、入念なストレッチをしていることが知られています。

　私はゴルフをしますが、なかなか上達しません。筋力は普通の人よりありますが、どうも、運動調整能力（バランス）、関節の柔軟性が大いに関わっているようで、この織田式〝健康リラックス体操〟で成績向上させようとしています。

2) 血流改善、代謝改善を良くして、生活習慣病予防・治療に役立てましょう。

(1)血流改善、代謝改善を良くする訳‥

　ストレッチは筋肉を伸ばすだけが目的ではなく、体幹から末梢に至るまでの血液循環を良くし、代謝を良くします。

(2)生活習慣病予防・治療‥

　肩こり、便秘、低体温の解消。免疫力もアップして、風邪もひきにくくなります。また、食事療法と組み合わせれば、ダイエットにもつながり、生活習慣病予防、がん予防、認知症予防にもなります。

　がん体質を改善するきっかけとしましょう。

3) 気分高揚、安眠

筋肉のストレッチで、停滞していた静脈血やリンパ液が循環し、体が暖かくなります。また、ストレッチ中は各筋肉の場所や動きに意識を集中でき、雑念が取れ、さっぱりとした爽快感に全身が覆われます。

睡眠障害で悩む人たちも、安眠できるようになります。

4) 認知症予防（Ⅳの「脳トレ」を実施してみてください）：

「脳トレ」によって、脳から身体の各場所へ動きの指令を、自然に行う習慣が身につきます。また、うまくできないときも、がっかりすることはありません。そんな時は、脳からの指令を最大限に発揮しようと努力するために、うまくできた時よりもさらに活性化されます。

3 織田式〝健康リラックス体操〟をどんな人にしてもらいたいか。

すべての年齢層に利用していただきたい。また、徐々に当体操の実施種類を増やしていってほしい。足の悪い人でも無理なく実施できるように、イスに腰掛けた運動内容がほとんどとなっています。

1) 小学生の検診

平成二十八年四月から、全国の小学校検診に、運動器検診が実施されるようになりました。片足立ちができない、しゃがみ込みができないといった子供たちがいます。この子たちを早く発見し指導改善を図るためです。柔軟性が重要となります。

2) 青壮年の運動能力の向上

『あなたも一緒に「健康リラックス体操」』で健康で幸せ人生を送りましょう。

最も活発に、運動に就労にと活躍する時期です。多くの人は運動不足となり、生活習慣病の現れる時期であります。子供の運動会で、走って足がもつれて転倒するという、悲喜劇のみられる年代でもあります。関節の柔軟性や筋力の低下の時期でもあります。織田式〝健康リラックス体操〟で爽快に仕事や運動ができるようになるでしょう。

3) 高齢者の健康長寿者づくりのきっかけにしましょう。

関節が固くなり、筋肉量も落ち、骨粗しょう症も見られる年齢です。転倒したり、骨折したりする危険な年齢です。この織田式〝健康リラックス体操〟が、みなさんを健康長寿者に誘うことでしょう。

4 織田式〝健康リラックス体操〟の実践をし、自分の毎日の習慣にいかに取り入れていくのか。

1) 自分の弱いところを重点的に行う

(例) 肩こり、後頭部痛：　Ⅱの2－(1)～5－(3)
　背部痛：　Ⅱの3－(1)～(4)、5－(1)～(3)
　腰痛：　Ⅱの7－(1)～10－(2)
　足腰が弱ったと感じる時：Ⅱの7－(1)～11－(3)
　認知症予防：　Ⅳ全部

2) 時間があまりないが、毎日してほしい最小限の織田式〝健康リラックス体操〟

肩の上下運動、肩まわし：Ⅱの3－(1)、(2)
骨盤の前後及び上下運動：Ⅱの8－(1)、(2)

太もものストレッチ：　Ⅱの10－(1)、(2)
ふくらはぎのストレッチ：Ⅱの11－(2)

3) 織田式〝健康リラックス体操〟は、少なくとも週に一回は時間をかけて実施しましょう。

織田さんの実践教室に一度参加してみませんか？

月、木曜日の15時から16時半までの一時間半コースで島村トータル・ケア・クリニックで実施しています。(当クリニックのホームページをご参照ください)。

他に船橋市の葛飾公民館（水－17時半～、木－9時45分～）、及び塚田公民館（日－9時半～）でも、サークル活動にて〝健康リラックス体操〟を指導しています。

また老健の島村洗心苑でも週二回実施しています。

5　おわりに

織田式〝健康リラックス体操〟は、著者が二十年近く実践して、工夫に工夫を重ねてきたエキスの詰まった運動です。きっと体調が良くなり、心身の爽快感が得られ、やみつきになることでしょう。さらに、生活習慣病が改善し、がん、認知症になりにくい体となりましょう。

私の妻も高齢者の域に入っていますが、一回一時間半の織田式〝健康リラックス体操〟教室に一週間に二回参加しています。爽快で毎日が充実し、ひざの痛みが取れ、皆勤賞ものです。みなさんも織田式〝健康リラックス体操〟の教科書ともいうべきこの本を利用し、以下の効果を目指しましょう。

＊＊小学生からの生徒は
活発で、運動好きな利発な子となるでしょう。
＊＊青壮年は
仕事も運動もできる、好感度抜群の社会人になり、幸せな人生が送れるでしょう。
＊＊高齢者は
健康長寿者となり、ＩＩＮＰ・１００（生き生き長生き、ボケずにポックリ、死ぬときゃ一〇〇歳）となりたいものです。

『あなたも一緒に「健康リラックス体操」で健康で幸せ人生を送りましょう。

はじめに

昨今、多くの方が、「世の中、健康意識が高くなってきている」と思っているのではないでしょうか。

ウォーキングに勤しんでいる方も、最近は大変よく見かけるようになっていますし、健康をテーマにしたテレビ番組も増えてきています。なぜかそんな番組を見ているだけで安心感を抱いてしまいます。そこにはたしかに、為になるようなうれしい情報もけっこう多いものです。もっとも、本当に為になるには、覚えていて、実行し続けなければいけないのですが……。

私はサークルの一環として、毎週公園でウォーキング指導をしています。その公園では、いろいろな運動をしている方々をよく見かけます。

もう十八年以上続けているのですが、当初はジョギングする方が大変多かったものです。しかし最近は、ウォーキングの方が圧倒的に多くなっています。ノルディックウォーキングの方もちらほら見かけるようになりました。

グラウンドのほうでは地域の子供のサークルでしょうか、野球やサッカー、陸上競技などのスポーツのグループが、体力づくりに勤しんでもいます。

もちろん、ペットに引っ張られて（?）、あちらこちらと歩いている方々も大変多く目にします。

もっともそれも、公園まで行ったとしたらの話ではないでしょうか？　まず一歩、家から外に出ること、それが習慣づけられればよいのでしょうけれども……。

ここでちょっと、この本の趣旨に触れさせていただきますと、私がお世話になっている松戸市の「島村トータル・ケア・クリニック」では、毎月「ＳＴＣＣかわら版」という情報誌を発行しています。私はそこに、「家庭で気軽に出来る運動シリーズ」という記事を連載させていただいています。それがやっと百回目を数えることができましたので、これを記念して一冊の本にまとめさせていただくことになりました。

私はつねづね、

「人間の身体って動くための準備を日頃からしていれば、必要な時に必要な内容で動くことが容易なものなんだ、ということを感じていただきたい」

ということを、ひとりでも多くの方にお知らせがしたいと思っていました。そしてそれが、この本のテーマ「健康リラックス体操」なのです。

今まで関わってきた先生方や指導者仲間、また多くの私のお客様から教えていただいた数々のキーワードをもとにし、そして長年の指導経験から形づけることのできた体操です。

この本は専門書ではありません。多くの一般の方に目を通していただきたい本です。したがって、内容理解に必要な、知っておいていただきたい用語以外には、専門用語は極力使用しないように心がけました。

それでもわかりづらい言葉づかいがありましたら、なにとぞご容赦ください。

《目　次》

Ⅰ．健康リラックス体操とは？

1　基本、イスに腰掛けてのストレッチ体操を基に、リラックスを目的にした運動

まず、なぜイスなのかということを最初にご説明します。その理由は指導する私が楽だから！

笑っちゃいますよね！　でも誤解しないでください。私自身の身体が若い時のような力を発揮できる十分な状態であれば、現在のような体操プログラムに転換できなかったのだと思っています。

正直なところ私は、膝や腰、あげくの果てに股関節まで不十分な状態の時期を繰り返してきました。

私は学生時代からずっとスポーツをしてきて、専門はバレーボールでした。

中学の頃は、毎日のように「うさぎ跳び」をさせられました。今は、トレーニング効果がなく、負担が大きく故障も多いので、どこでもやっていないはずです。

高校の時背の低かった（当時一六二cm）私は、自主的にジャンプを、これも毎日行っていました。そのおかげで、一八〇cmクラスの人と同等の最高到達点に達することができていました。

さらに上をと頑張り始めたその矢先、膝を傷めてしまいました。膝に水がたまるようになり、それが常習化したのです。当時は和式トイレしかありませんでした。私は膝が曲がり過ぎないように、太ももの筋力で支えながら用をすませたものでした。

おそらくそのジャンプの練習が大きな要因となったのでしょう、私の膝や股関節の軟骨はかなりすり減っていたようで、四十五歳を過ぎた辺りから痛みが増すようになり、再び膝に水のたまる習慣が再発し始めました。以来痛みとは長年付き合うことになってしまいました。

私はスポーツクラブに勤務していましたが、そこで、「腰痛予防教室」の指導を担当していました。その時、イスに腰掛けてする種目をいくつか設けたところ、姿勢も安定し、ストレッチの効果もわかりやすいと、大変好評でした。

退職後は、公民館で、サークルなどの集団指導を行っていて、今も続いています。イスに腰掛けたストレッチを主としたプログラムを、参加者の様子を見ながら、お話を聞きながら、種目を増やしたり減らしたり、または入れ替えたりして進めていきました。

そうしているうちに次第に現在の「健康リラックス体操」の形ができてきたのです。

参加していたメンバーは五十代から七十代が多く、膝や腰に痛みを抱えている方も多数参加し、集団指導ではありますが、自身の経験をもとに痛みを考慮したメニューも随所に盛り込んでみました。膝の痛みも腰の張りも気にならなくなってきたとの声もあり。肩こりに至っては、「数週間のうちにまったく治ってしまったみたい」といった声を多くいただくようになり、さらに確信を強めることができました。

あなたもいかがですか？　私もやってみようと思われた方は、まず安定したイスをご用意ください。肘掛けはないほうが動きやすいでしょう！　そして背もたれは肩甲骨辺りまでの高さがほしいところです。

背もたれに軽い弾力があれば最高。ふかふかのソファーはＮＧです。滑車などが付いた、動いてしまうイスやくるくる回転するようなイスも不適当です。

2　ストレッチ体操などによって、末しょうへの血流量増加を目的に行う

みなさんは、ストレッチについてどのような印象をお持ちでしょうか？　筋肉を柔らかくし、それによって柔軟性が高められる体操。しかし痛いもの、つらくてあまりしたくないもの！　等々……。もともと身体の硬い方ほど「嫌」という印象をお持ちのようです。

身体の柔らかいほうだった私自身は、ストレッチにはあまり抵抗がありませんでした。そして、膝や腰など痛みのある時にストレッチでほぐすことによって、痛みは早く改善され、身体を動きやすくすることができました。

したがって私は、ストレッチとは、張ってしまった筋肉をほぐし、痛みを取り除く最も無理のない運動だと信じていました。また、身体を温める運動群ではないものとして、主にクーリングダウン（整理体操）で行うようにと、多くの方に勧めてきていました。

集団を指導するようになって、私の思いに変化が生まれてきました。ストレッチの指導中、しかも比較的早いうちに、参加者から、「身体が温かくなってきた」「何か首周りがポカポカし始めてきた」という声を耳にするようになったのです。

なるほど、ストレッチは毛細血管への血流を促すこともできるのだ！　張りを取り除くだけではない。筋肉の隅々まで血液が送り込まれ、酸素を届ける役割も担っていたんだ！

身体のいろいろなところ、特に末しょうに至るまで温かくすることのできる、「優れもの！」……と気づかせていただきました。

ストレッチを日頃の習慣としながら、しかし張りを取ることにばかり意識を向けていた私一人では、私たちのストレッチも、ここまでに至らなかったことと思います。ひたすら教室参加者に、その声に「感謝！感謝！」です。

3　気分を転換する意味合いも含めて、数種類の脳トレを行う

ストレッチには身体を温め、リラックスさせる効果があります。気持ちがよくなって、眠気でトローンとした空気が教室全体に充満していた、などということは日常茶飯事です。

そんなムードを一新させる目的で始めたのが「脳トレ」です。ストレッチの流れが一段落ついたところで、声のトーンを上げて「脳トレ」を始めると、いつの間にか全体の集中力が感じられるようになりました。まとまりのある教室づくりに、「脳トレ」が一役買ってくれています。

もちろん脳トレには、それが本来持つメリットがあります。

うまくできなくてもいいのです。何か違ってしまった！　でもそこから、何とか元に戻そうとする。頭と身体を一体にしようと試みる。それがとても大切なのです。その時、思わぬ問題対処に、あれかこれかと悩みながら正解を得ようとするチャレンジに脳は働き、トレーニングが行われています。

むしろあまりにもスムーズにできてしまった方の場合、不測の事態に対処する必要はなく、脳トレ効果は比較的薄くなると言えなくもありません。

もちろん、簡単にできたらできたで、次のステップが待っています。脳トレは、練習を重ねることで、徐々にできるように変化が見られるものです。そうしたら、またちょっと複雑な脳トレにチャレンジすれば、そこでまた脳トレ効果が発揮されることになります。

きちんとできることは、トレーニングの目的でもありますから、いいことです。いちいちの結果に一喜一憂することなく、自分のペースで目的達成に努力するのがいいと思います。

今回もいくつかの脳トレを紹介していますので、ぜひチャレンジしてみてください。

Ⅱ．健康リラックス体操の流れとポイント

1　まずは伸びから

イスに腰掛けて姿勢は真っ直ぐにしておきます。

① 両手を組んで伸びをします。最初は軽めに、七～八割程度の伸びにしましょう！

② ゆっくり横から下ろします。

③ もう一度両手を組んで伸び上がります。今度はさらに上に引き上げます。

④・⑤ 伸びたまま。両手を小さく横に揺らします。

⑥・⑦ 続いて前後に揺らします。特に後ろ側に引くほうを意識します。ゆっくり横から下ろします（②）。

※ 深呼吸しながら、「今から始める」という気持ちを全身に伝えます。

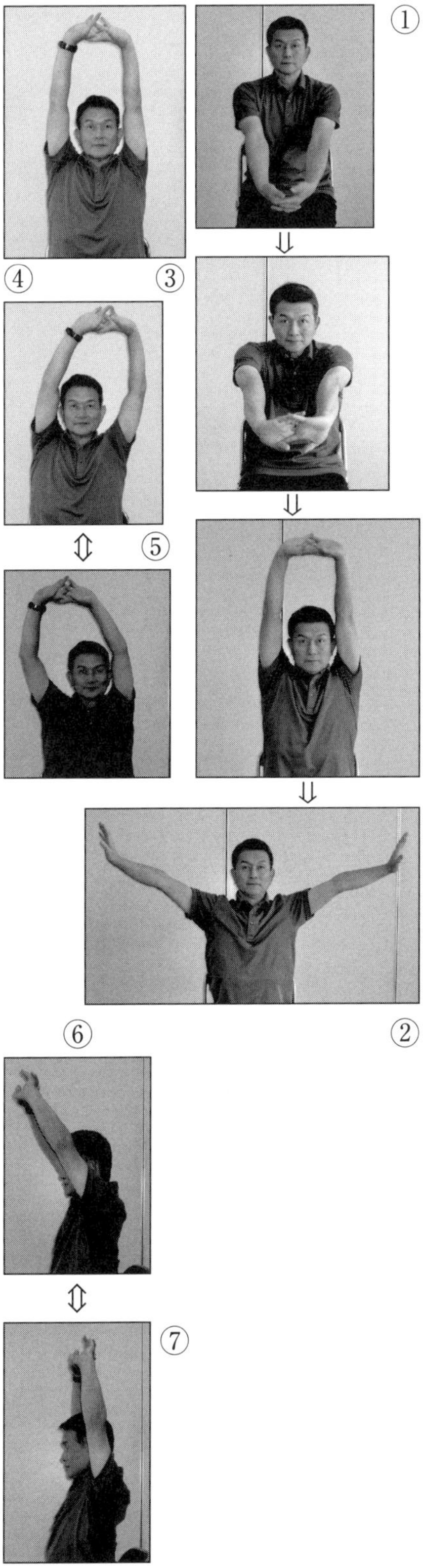

2　背骨の後傾

背骨の自由な動きづくりに目を向けてみました。

アクロバティックな身体は求めないまでも、本来動けるはずのところまでの身体の動きをできないとあきらめることは決してしてしたくないものです。人間が本来できてきた当たり前の動きを、いつまでも維持しておきましょう。

背骨の動きは、前後左右、さらにひねりがありますが、その可動域は年を重ねるごとに小さくなってしまいがちです。

気がついたら、「こんなに身体が硬かったかなあ！」とびっくりしたことはないですか？

でも的確にストレッチを行うことで、十分挽回は可能です。日々のストレッチ習慣で、少しずつでもあるべき自分を取り戻そうではありませんか！

(1)　イスの背もたれを使った胸反らし

（イスの背もたれの高さは、肩甲骨の下部に収まればベスト）

①　イスに深く腰を掛け、背もたれに寄りかかり、頭の後ろで手を組みます。

②　そのまま徐々に力を抜きながら、背もたれにもたれかかっていきます。その際、意識的に反ってはいけません。気持ちよく力を抜いていくことが大事なポイントです。

※　力を抜く箇所は、まず「お腹」そして「肩」です。できれば、「背中」も緊張を緩めてみましょう。

③　背もたれに上体の重みが徐々にかかってきたことが感じられたら、片方の肘をゆっくり上げます。

④　上げた肘を少し後ろに引くようにしながら、さらにもたれかかっていきます。肩も脱力してみます（五〜一〇秒ほど）。

⑤　ゆっくりと中央に戻したら、反対側の肘をそーっと上げていきます。

⑥　上げた肘を少し後ろに引くようにしながら、さらにもたれかかっていきます。肩も脱力します。

⑦　気持ちよさを感じてから五〜一〇秒ほどして、そーっと真ん中に戻します。

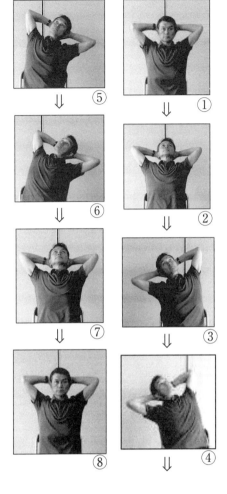

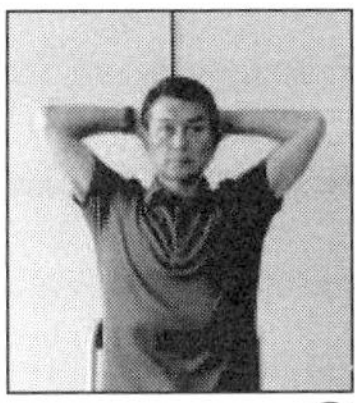
①
⇓
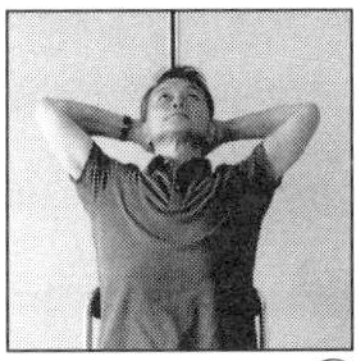
②
⇓

③
⇓

④
⇓
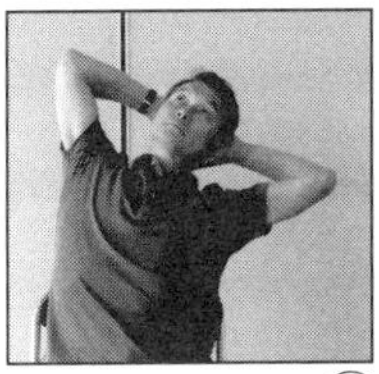
⑤
⇓

⑥
⇓
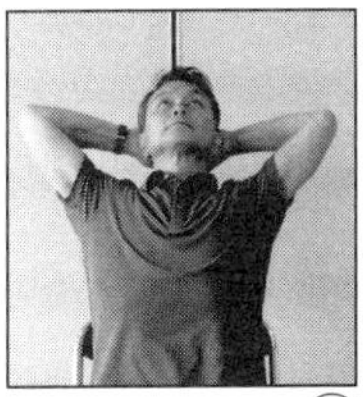
⑦
⇓
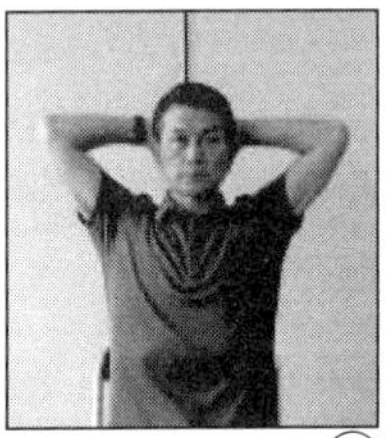
⑧

⑧　最後は首とお腹に、さらに手にも力を入れながら、ゆっくりと身体を起こします。

※　背もたれが硬かったり、形状がそぐわない場合は、クッションか座布団などを当てて行ってみてください。

※　筋肉の伸びや緩みを感じるには、その部位に気持ちを集中することが大切です。ひとりでやる場合も、にぎやかな場所は避けましょう。

※　呼吸は、特に吐く時にゆっくりと行ってみましょう。

※　無理に筋肉を伸ばすのではなく、**伸びてくるのを待つ**ぐらいの気持ちが大切です。

※　このストレッチで伸びてくる筋肉は、決してお腹や胸や脇腹ではありません。身体の中心の背骨、その背骨の胸椎と胸椎をつないでいる小さな筋肉があります。前側の筋肉で、これが背骨が反り過ぎないようにしっかり支える役割を果たしているのです。この筋肉のストレッチこそが、この種目の大切なキーポイントです。これは、外側の強い筋肉をすべて緩めていって、初めて可能なストレッチなのです。

3　肩をほぐしましょう

あなたはどうですか？　肩の凝りはありますか？　肩こりの、凝っている場所は、肩を上げたり後ろに引いたりする時に活動する「僧帽筋」という筋肉なのです。

頭の重さ（五〜六kgほどあると言われています）を首の筋肉とともに支えるという役割も担っています。

肩こりの原因は、同じ姿勢を長時間続けること、眼精疲労、ストレス、そして血圧（も影響している）と言われています。その原因をひとつひとつ取り除く対策が必要であることは、当然誰もが考え至ることですが、生活の習慣を見直していくことはそう簡単なことではなさそうです。

今回は、マッサージや機械に頼らず、ご自身で簡単に肩こりを軽減させる運動をご紹介します。凝っている「僧帽筋」を意識しながら肩を動かし、その「僧帽筋」をほぐしてみましょう。

(1)　肩の上下運動

「僧帽筋」は、首のすぐ横の筋肉で、肩もみでつかんでもらうと気持ちいい筋肉です。ひし形状の筋肉で、背中上方の肩甲骨の内側まで伸びています。この「僧帽筋」を使って、肩を上下に動かしましょう。

①　まず、通常の姿勢で左肩を上げ、右肩を下げます。この時、「僧帽筋」は縮み、また伸びますが、その伸び縮みを十分に意識して、感じながら左右交互に動かします。

もっと意識するためには、上げた肩に頭を近づけ、下げた側の手をしっかり伸ばすようにします。こうすることによって、よりしっかり「僧帽筋」の動きを意識して感じることができます。

②　今度は肩を後ろにしっかり引いて、同じように左肩を上げ、右肩を下げます。左右交互に動かします。肩の上げ下げで肩甲骨が動きます。この、肩を後ろに引いての上下運動は、肩甲骨の動きがよく認識できます。さらに「僧帽筋」の後ろ側（肩甲骨の内側の部分）がよく働いています。

③　続いて、肩を前に出して同じ動きをします。左肩

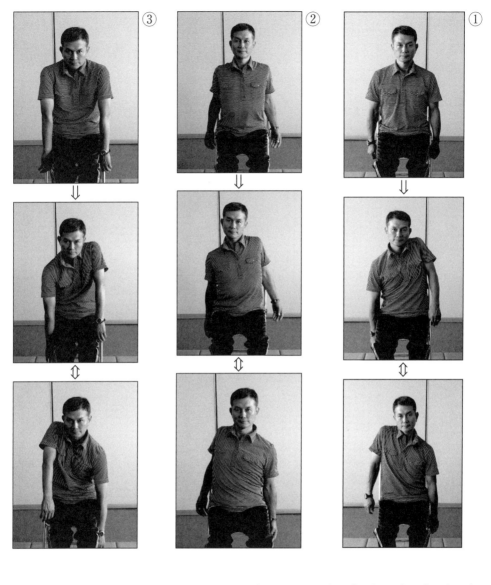

①

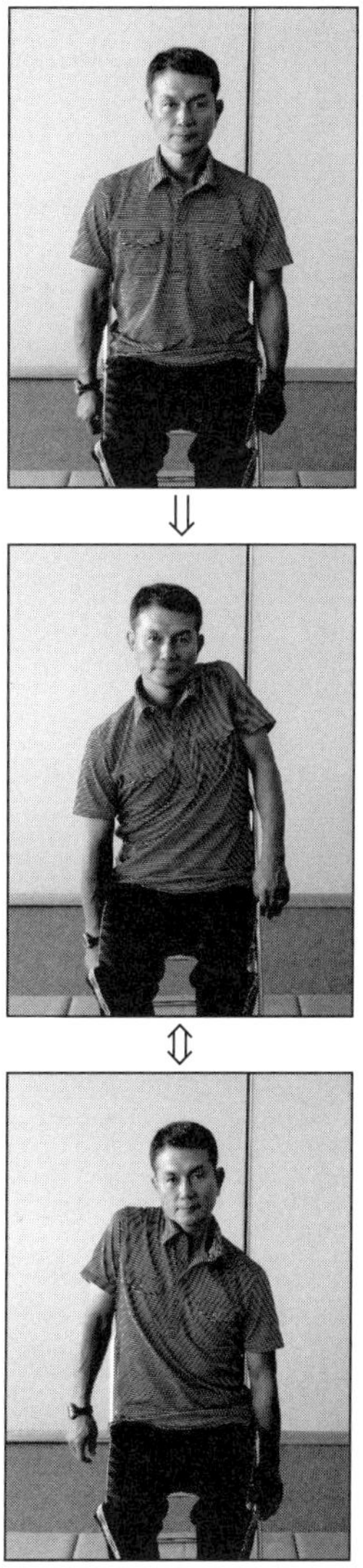

②

③

を上げ、右肩を下げます。左右交互に動かします。猫背を意識して、さらに動きを大きくさせるために、特に上げる側をしっかり意識することが大事です。「僧帽筋」の前側を動かすとともに、後ろ側の「僧帽筋」を伸ばすことでそのストレッチ効果も望めます。

(2) 肩まわし

首こり、肩こりも「僧帽筋」の血流不足に起因する割合が高いのです。この「僧帽筋」の動きを意識した肩まわし運動を紹介します。

① まず左の肩を下げながら、その肩がしっかり視野に入るくらい前に出します。

②・③ 前から上に向けて肩を引き上げ、「僧帽筋」の前側が縮まったことを意識します。

③・④ そこから「僧帽筋」の縮まりの移動を感じながら、肩を後方に移します。

④・⑤ 身体を開くようにして肩を下げます。

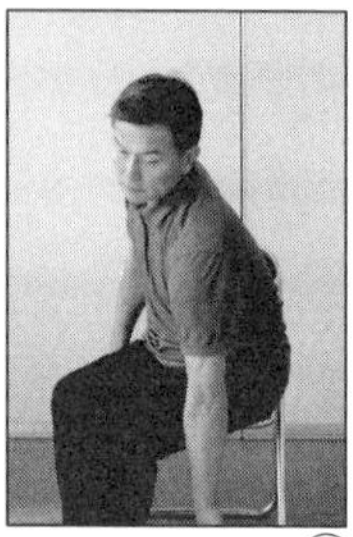
①

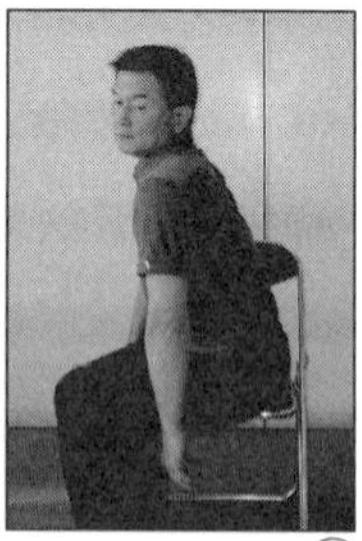
②

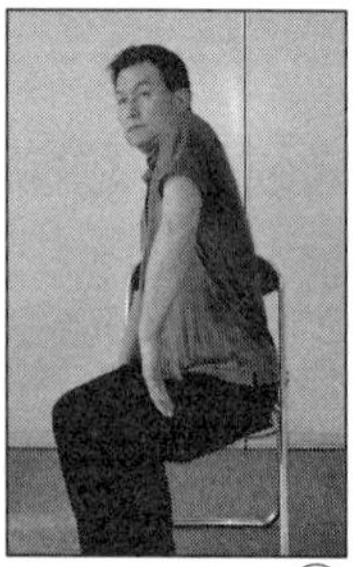
③

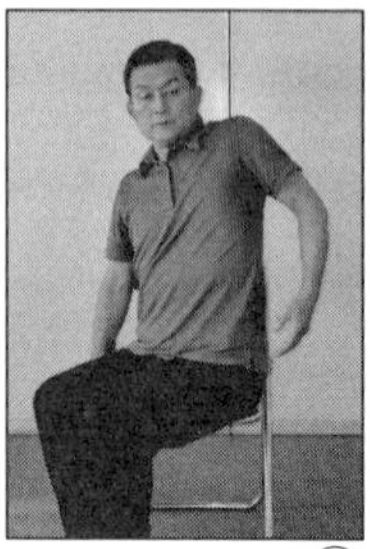
④

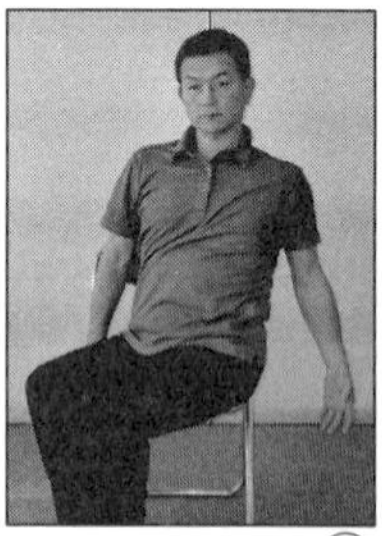
⑤

以上の①~⑤をスムーズな回す運動として、大きな肩まわしをします。

反対側も同じように行います。

※ ①では肘を前に向け、③から⑤にかけては肘を返すようにして後ろに向けます。そうすると肩がスムーズに回るようになります。

※ つい腕まわしや肘まわしの運動をしてしまいがちですが、「僧帽筋」の動きは肩まわしほど大きくはありません。腕や肘を回さないようにして、肩の動きだけに意識を集中させて回してみましょう。

(3)　肩の脱力

肩こりは、肩の筋肉の過緊張が大きな原因です。力を抜いているつもりでも、筋肉そのものは意外と抜け切れていないものです。

筋肉の脱力は本当に難しいことです。でも、実は非常に簡単で、しっかりと力を抜く方法があるのです。

ここでご紹介する脱力方法をぜひご自分でやってみてください。肩にスーッと血液の通るのが感じられるものと思います。僧帽筋の運動とストレッチに加えて、この脱力方法をぜひ並行して行いましょう。特にストレッチをする余裕のない時など、これだけでも筋肉の脱力を促し、気持ちでも脱力感を感じられることでしょう。

その方法です。①肩を引き上げ、僧帽筋を縮めます。その肩を一気に下に落とします。ただそれだけなのです。四回ほど繰り返したら、②次は肩を後ろから回すように引き上げ、僧帽筋を後ろから順に縮めていって、肩を前から一気に落とします。それも四回ほど繰り返します。いかがでしょう？　肩に流れ切れなかった毛細血管の中の血液の流れが、ジワーッと感じられてはきませんか？　肩の張りを一気に解消する簡単な方法なのです。

①

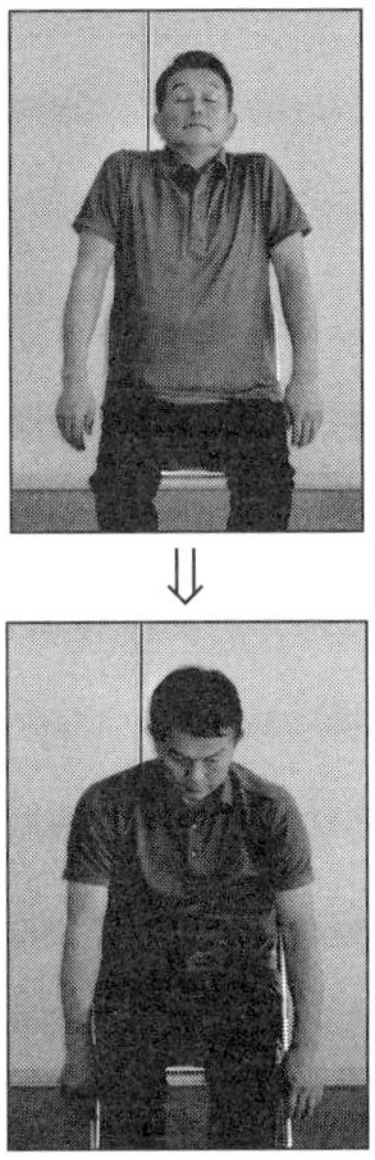

②

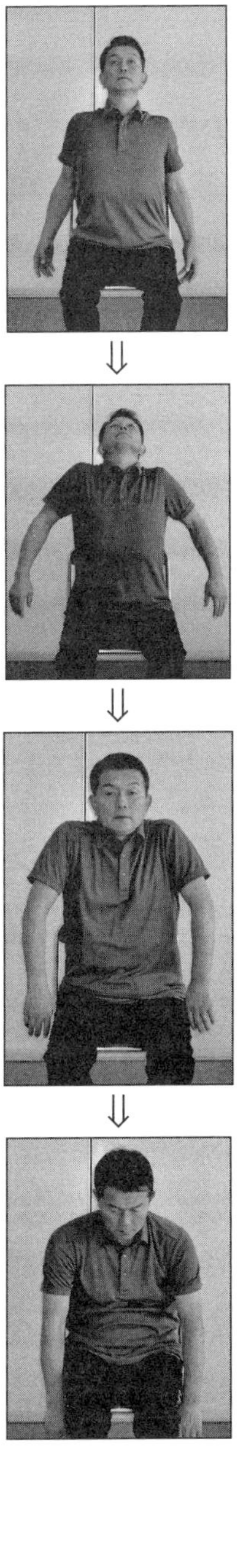

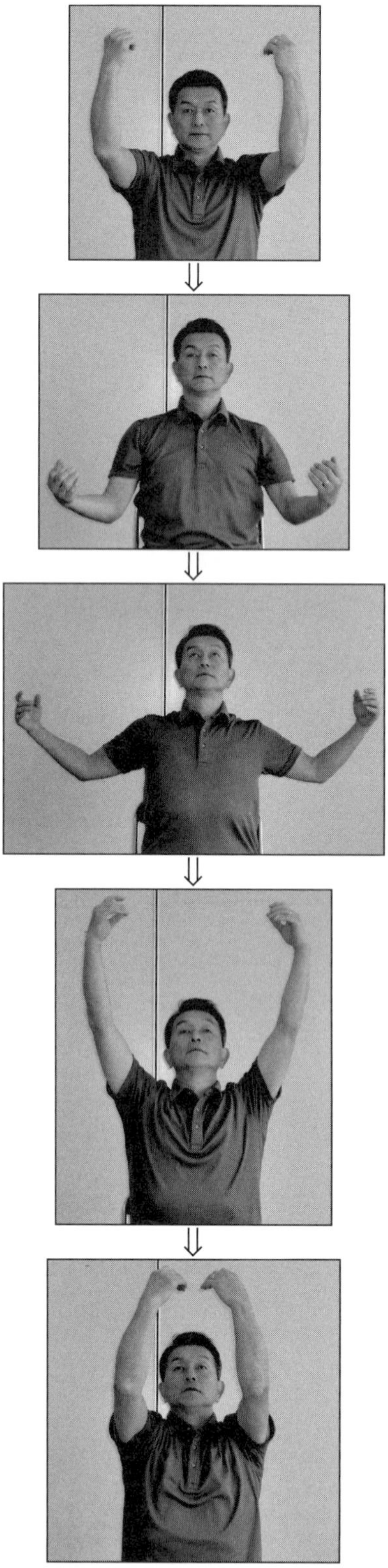

⑷　肘まわし

これまでは主に「僧帽筋」を意識した運動でしたが、この「肘まわし」は「僧帽筋」に加え、腕を上げる際に使われる「三角筋」も同時に使う運動となります。

現代の日常生活では、肘を肩より上に上げるといった動作が少なくなっているように思います。いわゆる肩関節を大きく動かすような動作が、あまりされなくなっているように感じています。

肘を伸ばして大きく回す腕まわしと比較して、肘を曲げることで、肩周りの筋肉に大きな負担をかけずに肩関節を動かせます。

慣れてきたら、脱力を意識して、肘を上から落とすようにして回してみます。肩関節がよりスムーズに回ってくるのを感じるはずです。

＊外まわし、内まわしと交互に回すようにしましょう！

4　首のストレッチ

(1)　首の横側の伸ばし

★首の横側の筋肉の緊張を解いていくストレッチ

①　イスに腰掛け、左の手をイスの縁に引っ掛けておきます。

②　身体全体で右側に寄りかかるようにし、引っ掛けている指だけに上半身の重みを任せ、肘も肩も力を緩めていきます。

③・④　そこで、頭を**前後に揺らします**。十分に首や肩の力を抜いてやや大きめにゆったりと揺らします。大きくうなずくような動きです。(三〇秒間くらい)

⑤　揺らすのをやめたら、しばらくそのまま右側真横に上体を預け、頭を垂らしておきます。揺らす前よりも筋肉の緩みを感じ、頭が少し下がった様子を感じとってみてください。

＊そして反対側も同じように行います。

※　痛みを感じない程度に、無理せずに揺らすことがポイントです。

※　十分にリラックスして行いましょう！

※　一日何回でも、朝起きたての布団の上で、テレビを見ながら、音楽を聴きながら、風呂の中で、など。なお布団の上や風呂の中では、手を引っ掛けるとこ

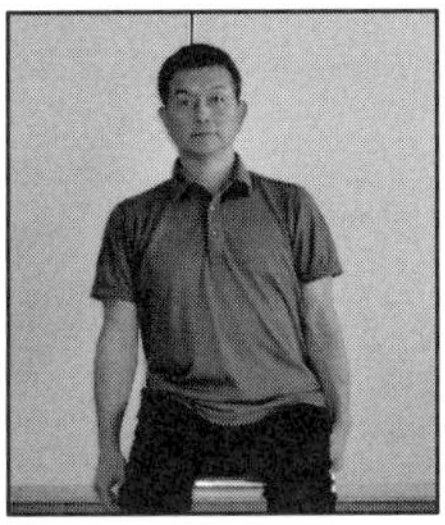
①
⇓
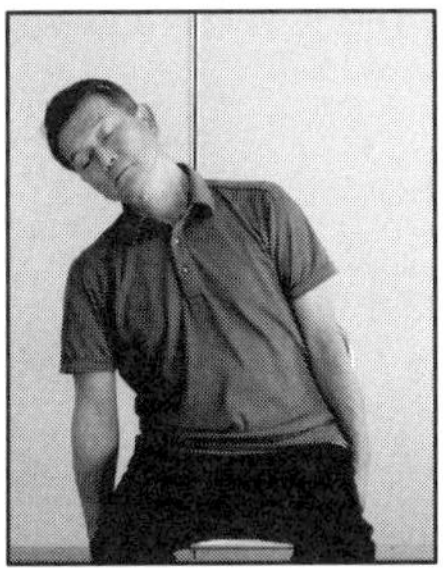
②
⇓
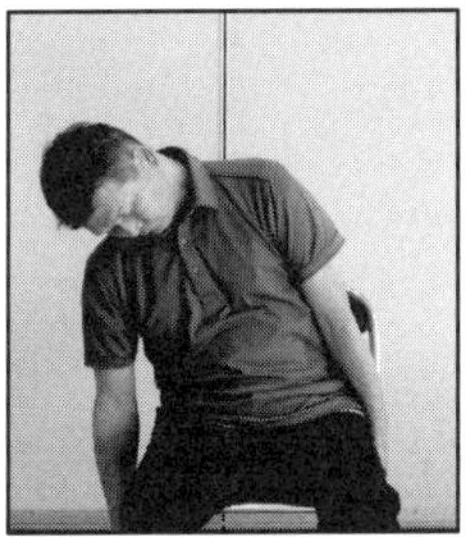
③
⇓
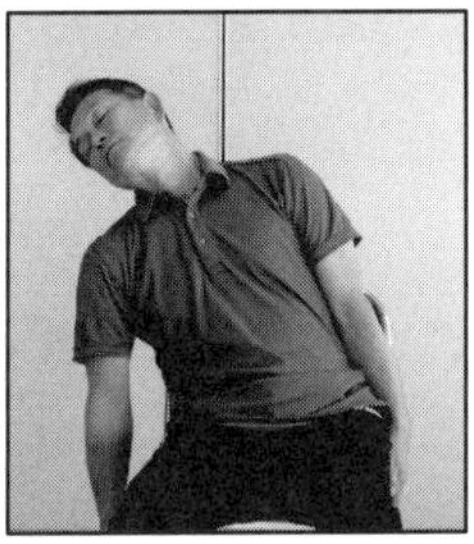
④
⇓
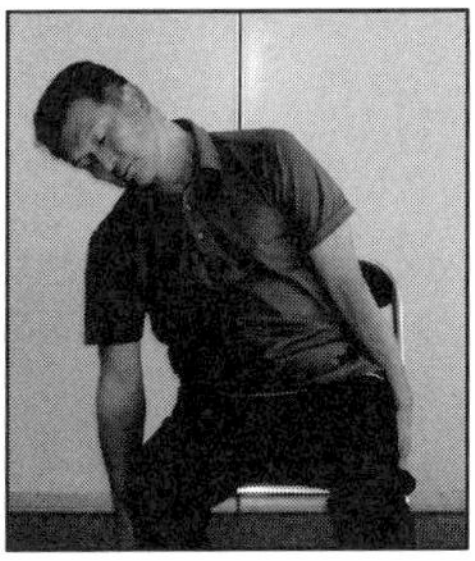
⑤

ろがないので、傾ける側の手で身体を支えて行いましょう！

★首の横側の筋肉の後ろ寄りの部分を伸ばします。

①

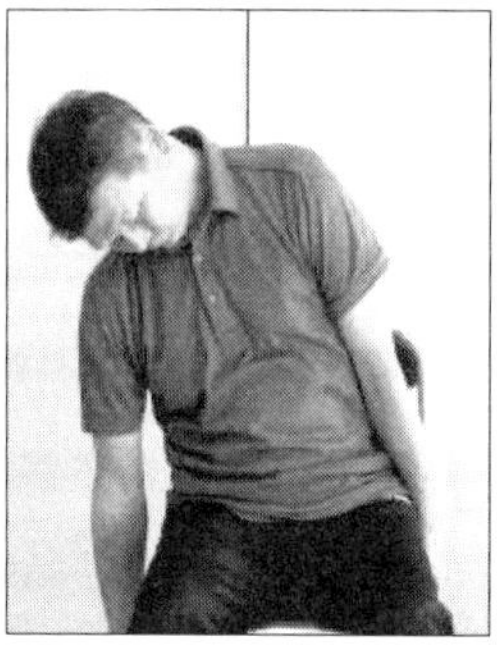

①右側に十分に寄りかかったうえで、頭を斜め前に垂らします。徐々に首を脱力させて、左真横の首のうちやや後ろ寄りの部分が伸ばされてきます。

※　一呼吸一呼吸、頭が徐々に下がっていくような気持ちで、首の力を抜いていきます。

※　その際、伸びている側ではなく、縮まっている側の右側斜め前の首に、意識を向けて脱力してみてください。さらに頭の下がってくる様子が感じられてきます。

★同じく、首の横側の筋肉の前寄りの部分を伸ばします。

②

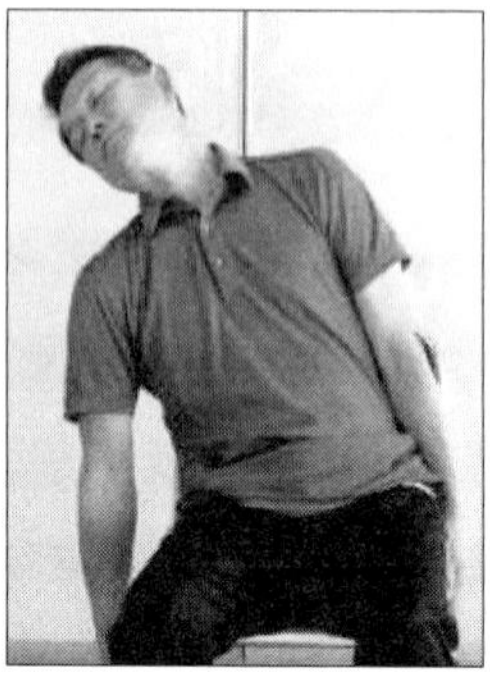

②さらに右に寄りかかったうえで、背もたれに背中を当てるようにし、徐々に寄りかかって少しずつ首の力を抜いていきます。左真横の首のやや前寄りの部分が伸ばされていきます。

※　ここはふだんあまり伸ばすことのない筋肉ですから、より慎重に時間をかけて筋肉を緩めていきます。

※　そして、伸びている側ではなく、縮まっている側の右側斜め後ろの首を、意識を向けて脱力してみてください。さらに頭の下がってくる様子が感じられてきます。

※　また十分に伸ばされた筋肉は非常に弱い状態ですので、手で引き寄せるようにして起こします。

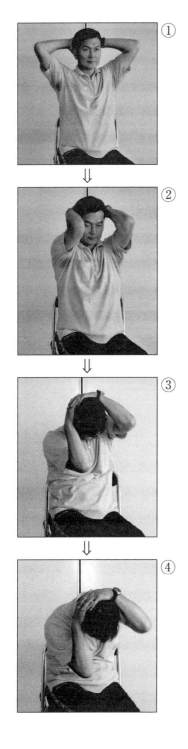

①
⇓
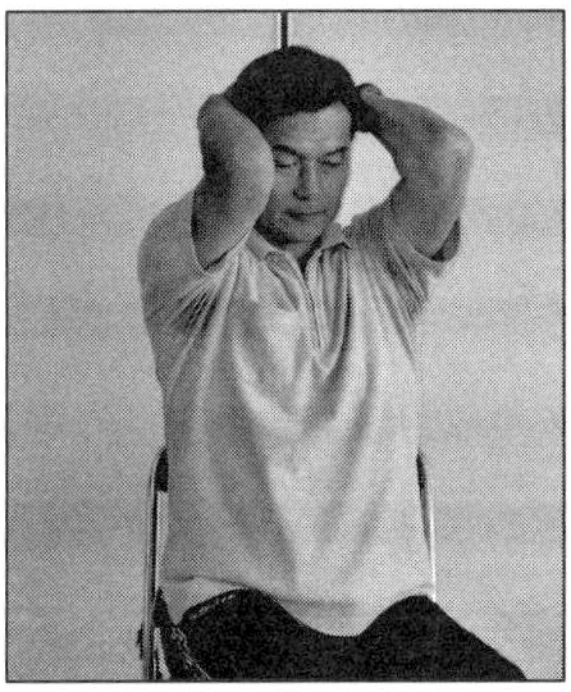
②
⇓
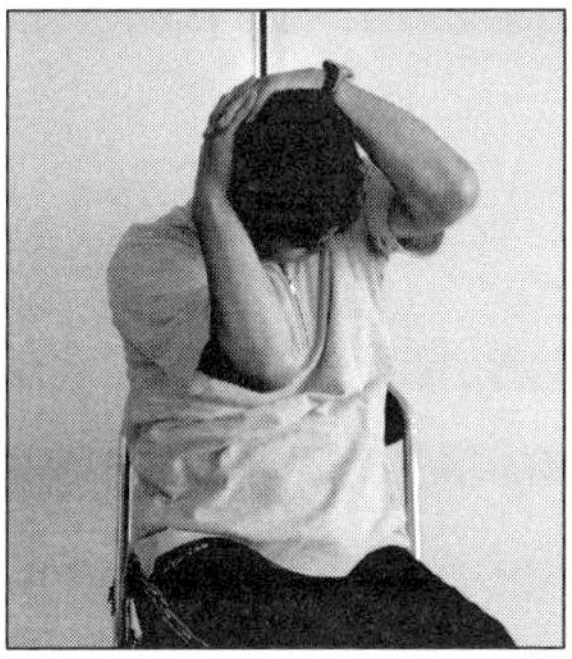
③
⇓
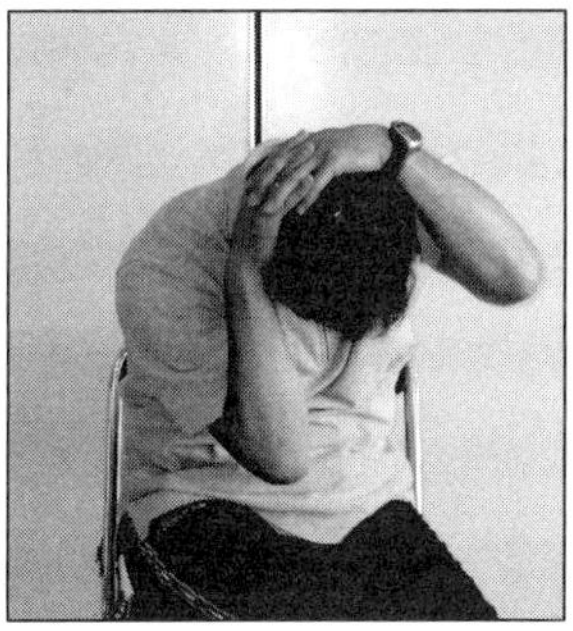
④

(2)　首の後ろ側の伸ばし

ご紹介するのは、首のストレッチの中でも最もシンプルなものですが、頸椎に障害のある方は手をかけずに首の傾きだけで行い、頭の重みだけを利用して行うようにしてください。しかし無理があるようでしたら、行わないでください。

なお、ここでのポイントは、最も気持ちよく感じる筋肉の場所を探るという行為です。日々のストレッチ習慣を身につけるうえにも、「そのつど探りながら行う」といったことをしてみてください。

★両手の重さを利用して首や肩の筋肉を伸ばします。

① まず両手を頭の後ろで組み、頭のやや上部に当てておきます。
② 両肘を内側に狭めておきます。
③ 顔を左側斜め下に向けます。
④ 頭を右膝の方向に軽く向けます。その際、腕で引っ張らず、腕の重みと頭の重みだけを使います。肩を

すくめてしまうと筋肉が緩まず、うまく伸びてきません。肩の力を十分に抜いて、心もち肩を下げるくらいにすることがポイントです。左側斜め後ろの首筋が伸びてきます。

そして、顔の向き具合や頭の下げる方向をほんの少し横にずらすだけで、伸びる場所も変わってきます。顔の向きをさらに左にしたり、左の膝の内側にしたり、頭を下ろす方向を右の膝の外側にしたり内側にしたりと、または腕の重みを感じて頭は下げたまま、背すじをスーッと伸ばしてみてください。首筋の上のほうの、頭に近い部分が伸びてくるのを感じていただけると思います。そこで頭を少し横に動かすと、さらに探ることができます。

あなたが最も気持ちいいと感じる、左側斜め後ろの筋肉の場所を探ってみてください。

凝りの具合、気持ちよさの具合によって、一〇秒～一分ほど行ってみてください。

反対側も同じように行いましょう。

※　息を吐くごとに肩の力を抜きましょう！

※　探りながらストレッチを行うことで、その気持ちよさと形を身体で記憶します。習慣づけの大切な要素だということをお伝えしておきます。

(3)　首まわし

みなさんは首をよく回していますか？　首まわしは、首の動きのバロメータです。可動域が小さかったり、どこかに筋肉の張りを感じたりと、今の首の状態を確認できます。

首や肩のストレッチ、または肩の筋肉を動かして血流を促し、首周りをスッキリさせておくと気分は爽快となります。そのバロメータとなる首まわしを、日々の習慣としてみませんか？

★力を抜いての首まわし

＊　まず、首と肩の力を抜いて軽めにゆっくりと回してみましょう。

＊　次に、頭の重さを感じながらよりゆっくりと回します。

＊　頭と反対側の首筋の伸びに無理がないか確かめな

がら、頭をさらにゆっくりと移動させていきます。

＊　スムーズに回ってきたら、胸の辺りまで力を抜いて、より頭の重みを遠くに感じながら、大きめに回してみましょう。①

※　伸びている首筋の場所を確認するようにしてゆっくり行ってください。

※　痛みを感じる場所は、無理せずに、よりゆっくり、または軽く避けながら動かします。

※　十分にリラックスして行いましょう！

※　一日何回でも！　朝布団の中で、テレビを見ながら、音楽を聴きながら、湯ぶねの中で、など。

①

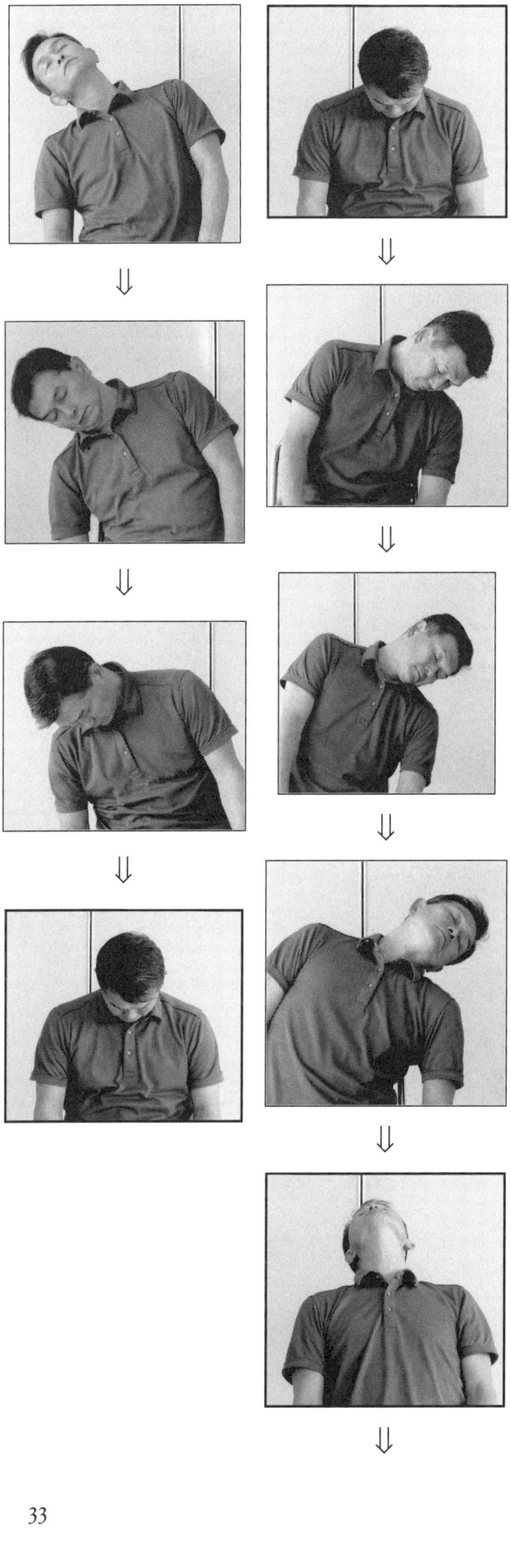

5　胸部のストレッチ

(1)　胸部側屈による胸椎側部のストレッチ

2の背骨の後傾のところで説明しました胸椎のストレッチを、ここでも紹介していきます。

ここでは、椎骨についている小さな筋肉の側部の部分に注目してみました。上半身の動きの中でも背骨の横の動きを意識しての紹介です。そうは言っても、いきなり背骨の動きに意識を向けることはなかなかできません。そこでまず、肋骨の横の部分を開いていく動きから、結果的に背骨の横への広がりにもっていこうかと思います。

肋骨を覆っている筋肉はふだんはほとんど動きのない筋肉ですが、実際にはとても大切な働きを担っているのです。肺や心臓などの呼吸器、循環器を含む大切な臓器を、「肋骨」が保護していることはご存じの通りです。その肋骨に付着して、胸の小さいながらもスムーズな動きを担っているのが、この肋骨を覆っている筋肉（肋間筋）です。この筋肉が硬く柔軟性に乏しい状態になってしまったら、ちょっとひねっただけで筋肉の炎症を起こして、当分の間痛みが続き、生活が不自由に……！　といったことにもなりかねません。

そのようなことにならないためにも、この部分のストレッチを日ごろから行っておきましょう。

①　イスに腰掛けて、良い姿勢にし、両足を開き踏ん張れる状態にします。両手を頭の後ろで組み、肘を横に張っておきます。

②　最初に左の肘を上にゆっくりと引き上げていきます。この時点では広背筋という、腋の下にある大きな筋肉（上半身の逆三角形を形づくる筋肉）を伸ばします。

③　続いて、引き上げた肘はそのままにして、まず肩の力をスッと抜くようにします。

④　次に胸の筋肉を緩めていきます。（わかりにくいと思いますので、息を吐くごとに、胸の中にある空気をひと呼吸ひと呼吸外に吐き出す気持ちをもって、それに集中してみてください）

※　さらに、伸びてきている左側ではなく、縮まっている側（右側）の胸の辺り、スーッと脱力してみて

ください。

「あ〜、これがそうなんだ！」……ってわかっていただけますか？（笑）

どうでしょうか？　何となく、上体が右のほうに傾いてきて、左の肋骨辺りの筋肉が伸びてきているのを感じたのではないでしょうか？　結果的に、身体の中心、胸の椎骨の左側にある小さな筋肉が緩んできているのです。

＊ゆっくり時間をかけて、無理のないところで止めるようにしてください。

＊反対の右側も行いましょう。

※　筋肉の伸びや緩みを感じるには、その部位に気持ちを集中することが大切です。にぎやかな場所は避けて実施しましょう！

※　呼吸も大きめに、特に吐く時に脱力を十分意識し、ゆっくりと行ってみましょう。

※　無理に筋肉を伸ばすのではなく、伸びてくるのを待つくらいの気持ちが大切です。

※　これは胸部のストレッチです。下腹には力を入れておき、腰は決して緩めず、腰からは倒さないようにしましょう！

※　弱い筋肉を意識的にストレッチしましたから、戻しは慎重に、時間をかけながら戻すようにしてください。

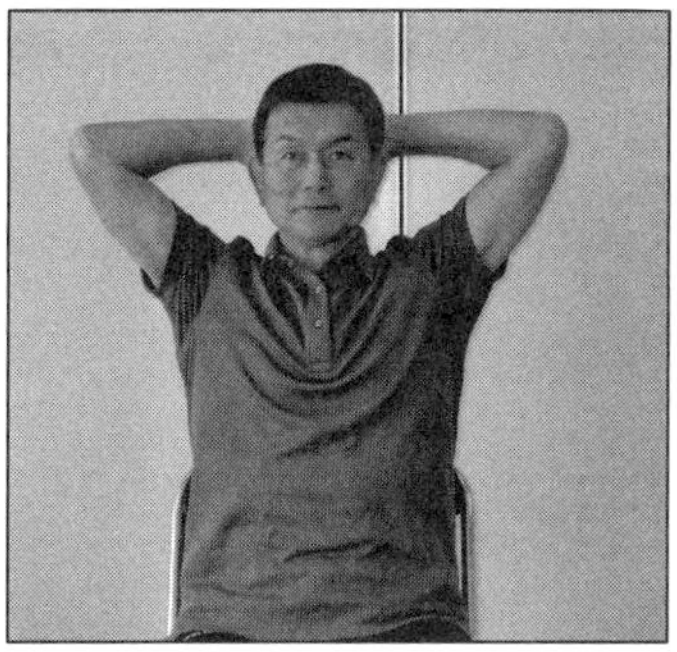
①

⇓

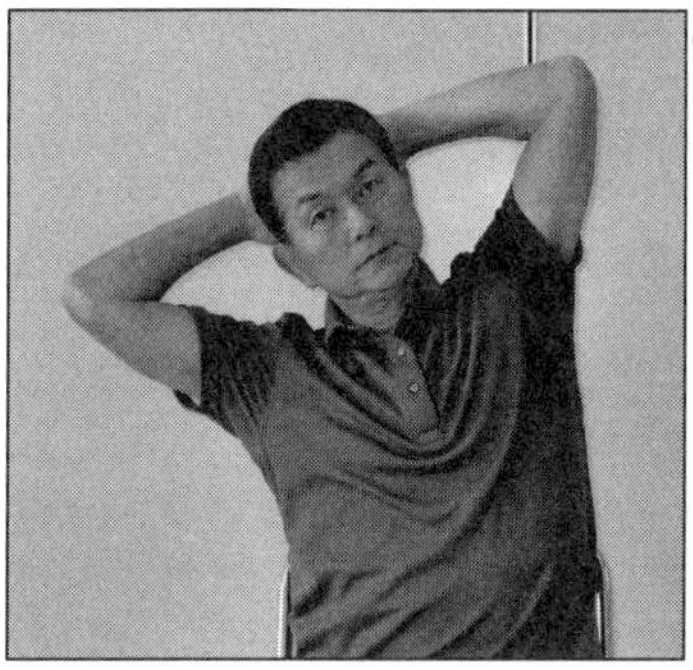
②

⇓

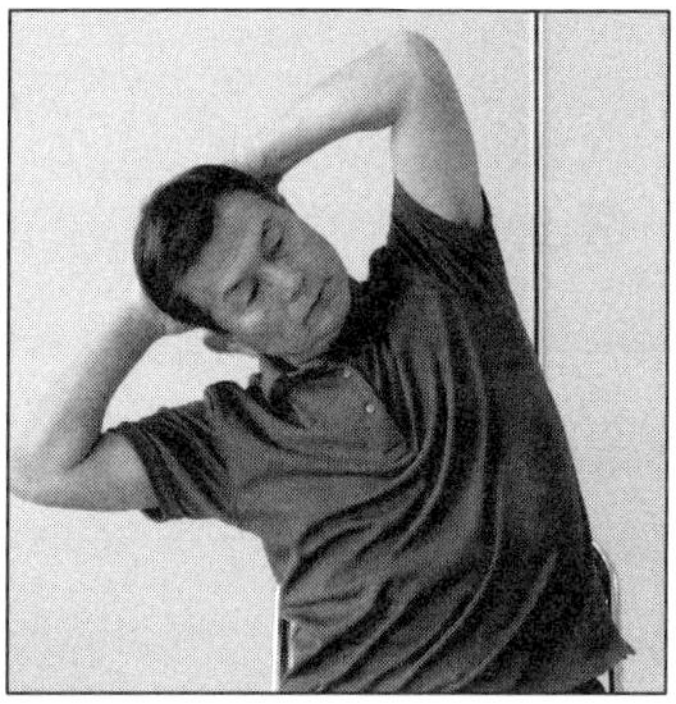
③〜④

(2) 胸部の反らしと前かがみ

① 上体を伸ばし、肘を開いて、胸を開きます。

② 続いて肘を合わせて背中を丸めます。

① また肘を開いて、胸を開き、大きく息を吸います。

② もう一度肘を合わせて、背中を丸めながら息をしっかり吐きます。

この動きを四回ほど続けて行い、背骨の反らしと丸まりを繰り返します。

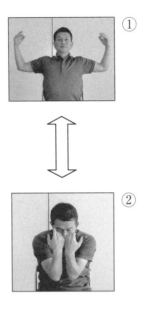

①
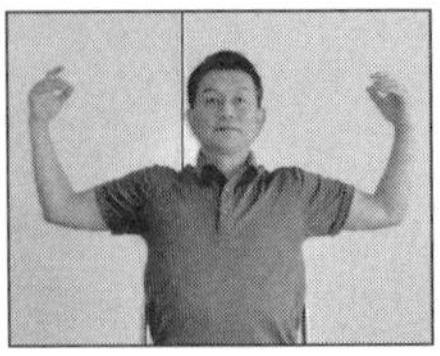

②

(3) 肩甲骨周辺筋肉の緊張と脱力、そして伸ばし

首や肩、そこから背中にかけての凝りや張り、あなたはいかがですか？

何をしたとか、それほど思い当たることがなくても、その凝りや張りが気になっている方は意外と多いようです。今回は、その凝りや張りの元になっている肩甲骨周りの動きづくりに着目しました。

① まずは腰の後ろで手を組んで、肘を伸ばして肩甲骨を引き寄せ、しっかり筋肉に緊張を与えます。

② 大きく息を吸った後、息を吐きながら、手も外して**一気に脱力**します。

①
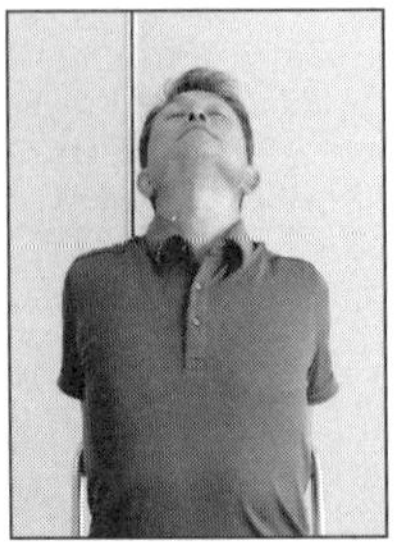

②
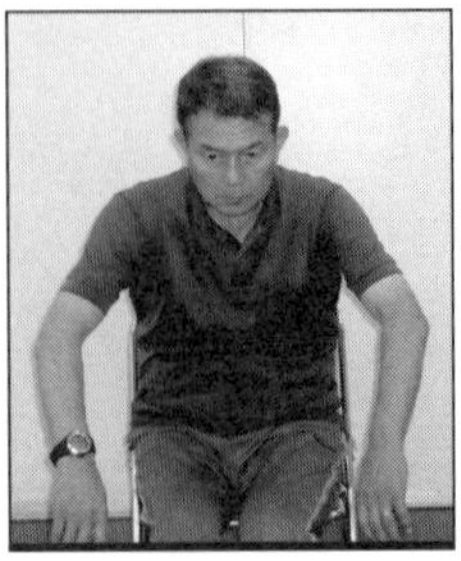

＊ふだん抜けきらない背中上部の緊張が、スーッと取れてきます。

＊手がイスに当たらない位置に腰掛けておいてください。

★肩甲骨の内側の筋肉をストレッチします。

①　まず両手を組んで前に伸ばします。

②　その手を前に突き出しながら、背中を丸めて後ろに引きます。手と背中で軽く引き合いをします。肩甲骨の広がりを感じ、その内側の筋肉のストレッチが意識できます。

③　続いて、左手で右手を左斜め下に軽く引き出します。そして左手と背中で軽く引き合いをします。この時に**右側だけ、肩甲骨内側の筋肉のストレッチ**が意識できます。

　ゆっくり呼吸をしながら、一〇～二〇秒ほど続け、反対側も行ってください。

※　頭を下げて行うことがポイントです。

※　伸びている筋肉の場所を確認するようにしてゆっくり行ってください。

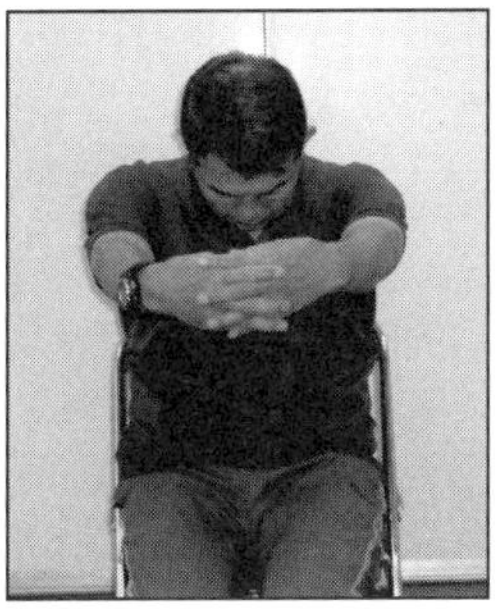
①

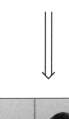

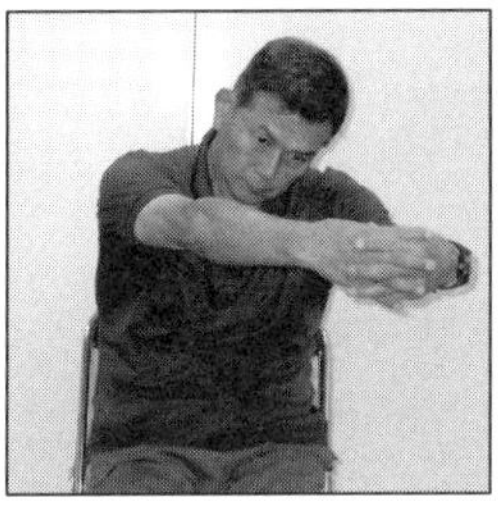
②

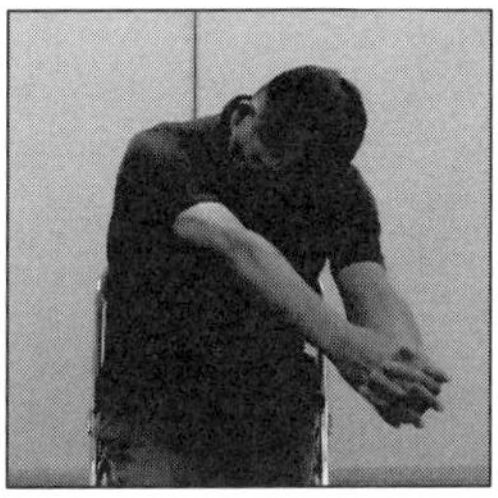
③

6　肩外側のストレッチ

⑴①　肘で肘を抱え、引き寄せ、肩外側を伸ばす

⑵②・③　抱えている肘の高さを変え、伸びている場所を徐々に移す

ここでは、よく見かける一般的な肩のストレッチを、**「ストレッチの基本的※」**を見ながら掘り下げたいと思います。

※……「伸びているところが狙い通りかどうか！」

※……「伸ばしたい部分の力が抜けているかどうか！」

肘の引き寄せる方向一つで、伸びている筋肉の場所が違ってきます。最も楽に引き寄せられる方向①が狙い通りであったならばそれでいいのです。ただ、人によって異なった肘の位置のほうがベストであることもありえます。極端な動きですが、②や③のように肘の位置を移動させ、微調整しながら最も気持ちよく伸びを感じられるところを探ってみてください。

※　身体の部分的な脱力は、慣れないとなかなか難しいようです。この場合、ストレッチする側の肩の力を抜きたいのですが、簡単な方法として、その腕全体の力を抜いてみてください。同時に肩の力も抜けてきています。

ただ、よく見かけるのですが、肘の外側（手首寄り）を抱えている人がいます。この場合、肘をしっかり伸ばすことで、肩の筋肉の伸びを感じることはできます。しかし、力を入れながらのストレッチはあまり効果的とは言えません。やはりしっかりと肘の内側（肩寄り）を抱えて行うようにしてください。

※　一呼吸ずつ、息を吐く際に肩の力を抜いて引き寄せるようにしましょう！

※　大きな筋肉ではありませんので、片方一〇～一五秒くらいのストレッチが適しています。

6　肩外側のストレッチ

★左の肘を右の肘で抱え、胸のほうに引き寄せます。

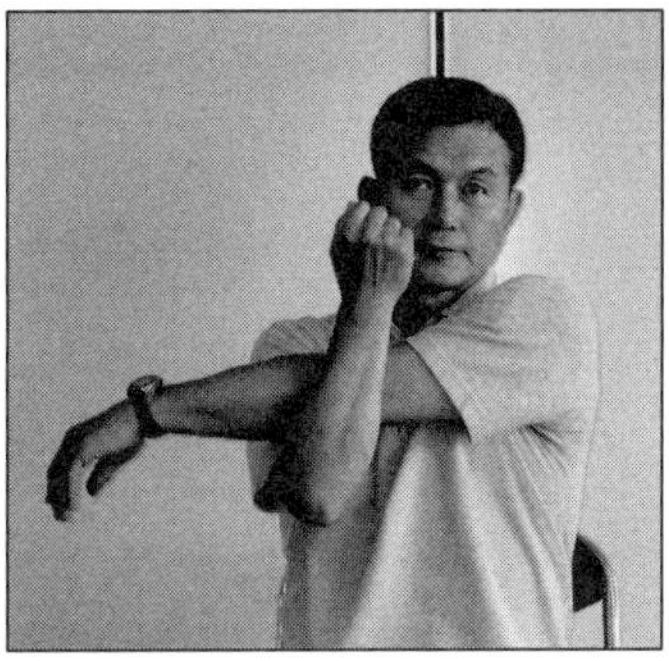

①

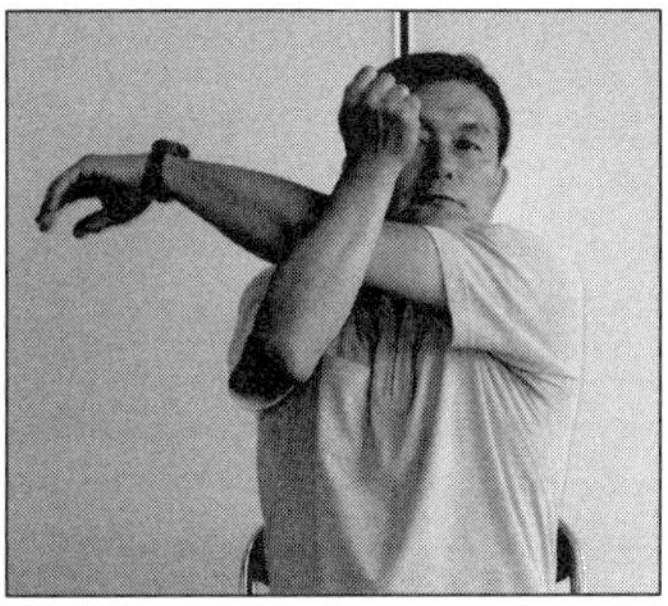

②

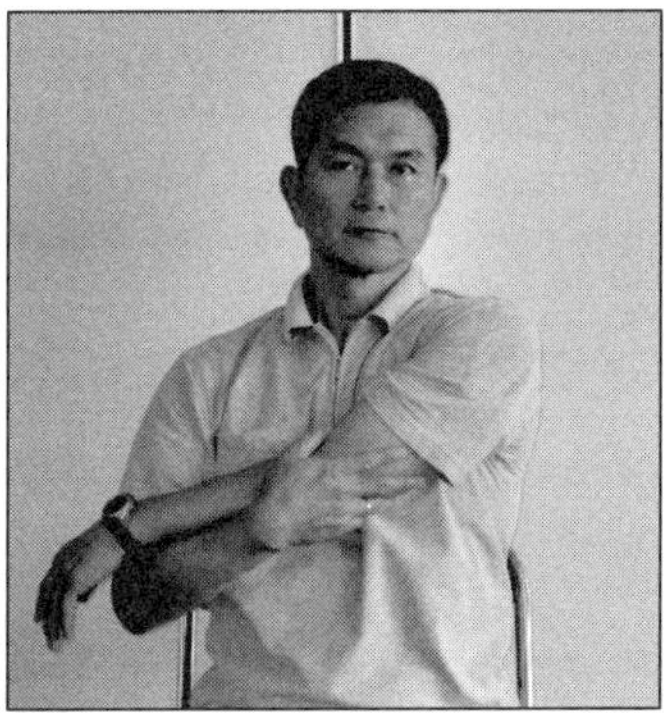

③

7　腰のストレッチ

(1)　開脚での腰のひねり（腰椎のひねり）

続いて、腰をひねるストレッチを紹介します。

近年は、夏はかなりの猛暑が続き、他の季節も寒暖の変化が著しいなど気候の変化が激しく、身体に及ぼされる影響は計り知れないものとなってきています。

腰に張りを覚える人、腰に不安定感を覚え、いつギクッと衝撃があってもおかしくないという状態の人などが多く見られ、腰への不安定要素もいろいろ多いようです。

そこで、張ってしまっている腰周辺の筋肉を、徐々にひねりながら緩和していただけるように、これに対応したストレッチをご紹介します。

★股関節を開いた姿勢で腰をひねるストレッチ

このストレッチは立ったままでもできますが、イスを使うことで、足腰に不安のある方も無理なく安定した姿勢が容易にできます。

打席に入る前のイチロー選手が必ず行うストレッチをイメージしてください。

①　まず両手で膝を押さえ、**肘を伸ばしてから外側につっかい棒**のようにして支えます。

②　ゆっくりと左の肩を前に出して軽く前傾し、右の肩を後ろに引きます。**左の手は左の膝を外側に押し、右の手は右の膝を下に押さえ**、ゆっくり腰をひねるようにします。

③　息を吐くごとに上体を前傾していき、股関節の開きと腰をひねるストレッチを意識して行います。

※　押さえている膝が内側に入らないように注意しましょう。

※　ゆっくり時間をかけて、急な開きにならないよう注意が必要ですが、膝や股関節に障害のある方は、無理をしないよう痛みのない範囲で行うようにご注意ください。

※　一〇～二〇秒ほどひねったら、反対側も行いましょう。

7　腰のストレッチ

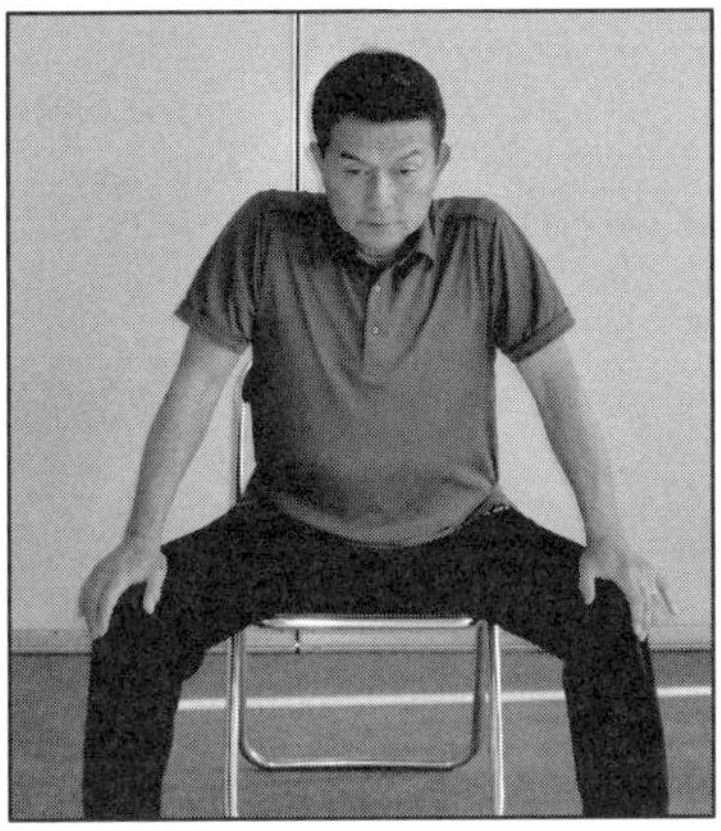
①

⇓

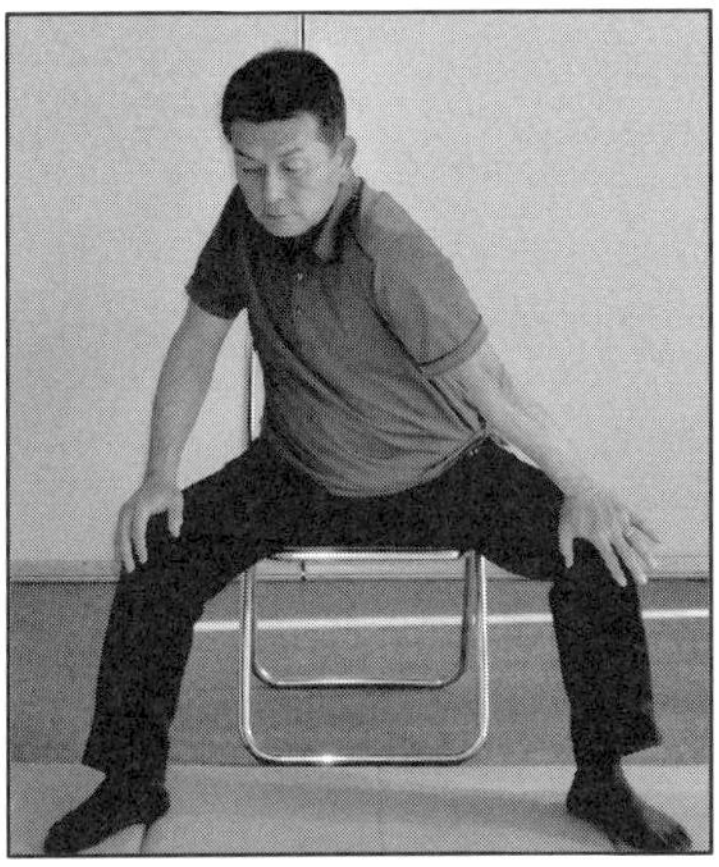
②

⇓

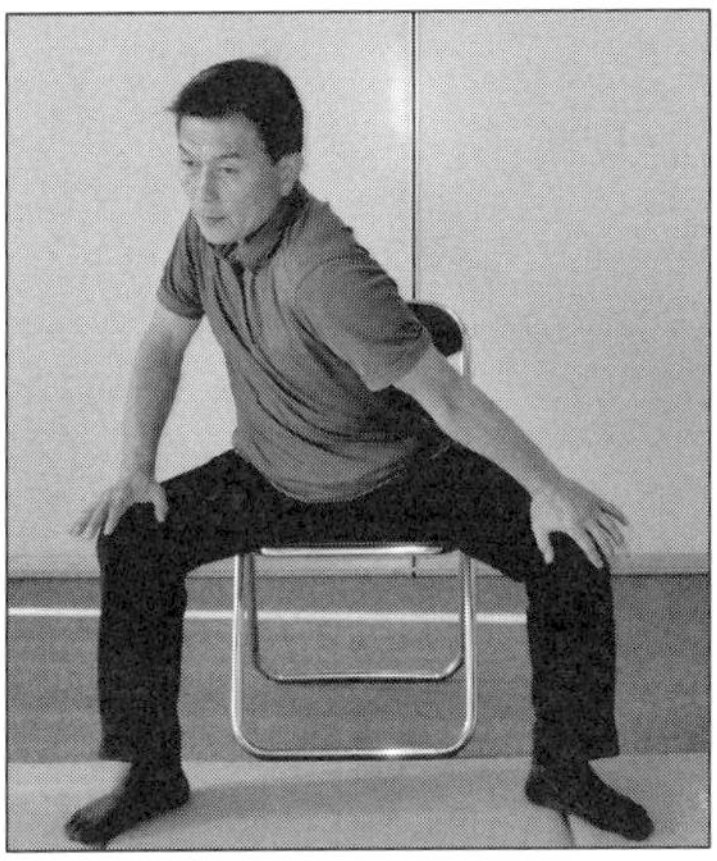
③

(2) 膝をかけての腰のひねり（腰椎・胸椎・頸椎までのひねり）

続いて、膝を狭くしての腰をひねるストレッチです。

一般的で、よく見かけるストレッチフォームですが、何を目的にこのストレッチをするのか、それによって内容に違いが出てきます。

膝を開いての腰のひねりでは、腰椎のひねり、腰椎を支えている小さな筋肉のストレッチに意識を向けます。そして二次的に、その近辺の外側の大きな筋肉をストレッチします。

それに対して、この、膝を狭くしてひねるストレッチは、基本的には、腰椎から胸椎・頸椎と、身体の軸の椎骨全体をひねり、**各椎骨を支えている小さな筋肉をストレッチする**ことを目的とします。したがって、背すじはできるだけ真っ直ぐにして行います。

手で足を押さえ、腰をそこに止めておき、胸は極力真横を向くようにし、顔は真横より少し斜め後ろを振り向くくらいの姿勢が望ましいのです。しっかりとした目的をもったストレッチの形です。背すじをピンと伸ばしてひねる基本の形は、椎骨をガードしている小さな筋肉の可動域を広げて、それぞれの椎骨そのものの動きを良くし、さまざまな動きのパフォーマンスを向上させるといった目的をもっています。

ただしこれはあくまでも基本の姿勢です。さらに背すじを少し丸めて行ってみると、伸びてくる場所が微妙に変わってきます。背中の丸め具合で、もし気持ちよく伸びる場所があったら、それはあなたに合ったストレッチの形だと言えるでしょう。背すじをピンと伸ばすも良し、丸めながら筋肉の伸び具合を探るも良し、背もたれに寄りかかって、楽な姿勢で行うのも良し、ということです。ここではいろいろ試してみていただきたいと思います。

① 身体の中心に右足を置き左足をその上に乗せます。（股関節の痛い方、太ももが大きく乗せにくい方は、無理をしないで膝を寄せておくだけでかまいません。）右手で、外側から太ももを押さえておきます。

② 左の手で背もたれのどこか持ちやすいところをつかみ、上体を左側にひねっていきます。

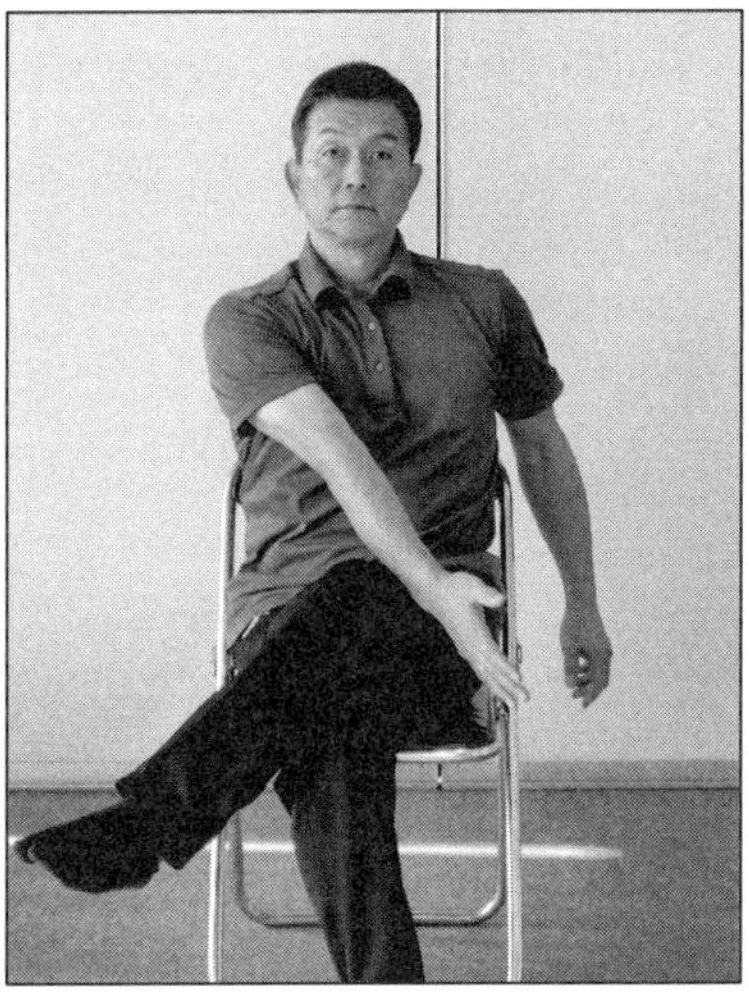
①

⇓

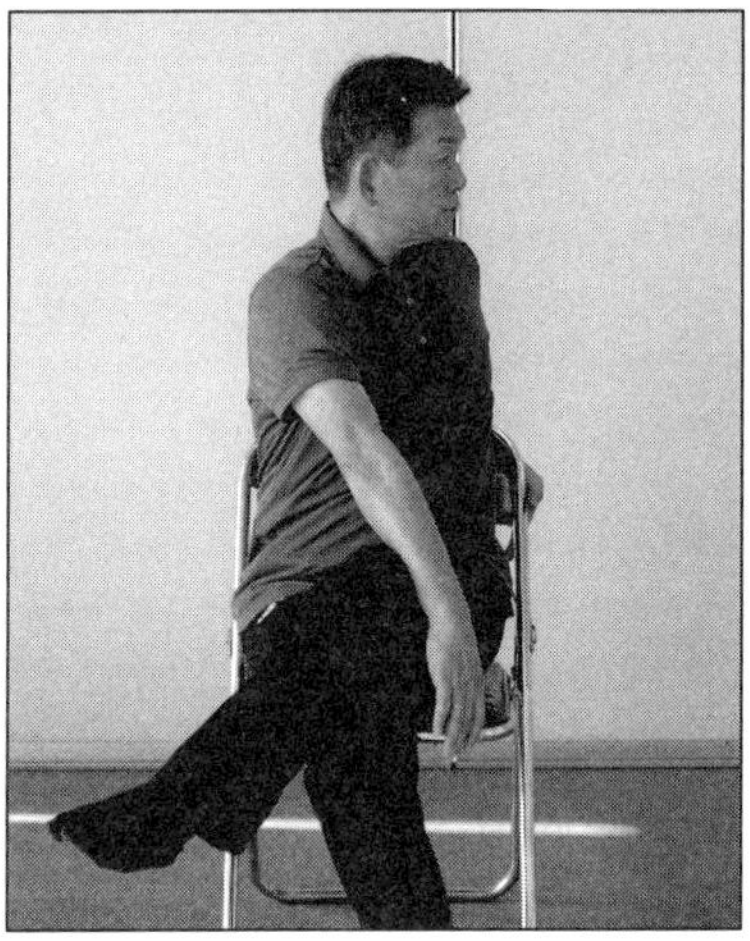
②

⇓

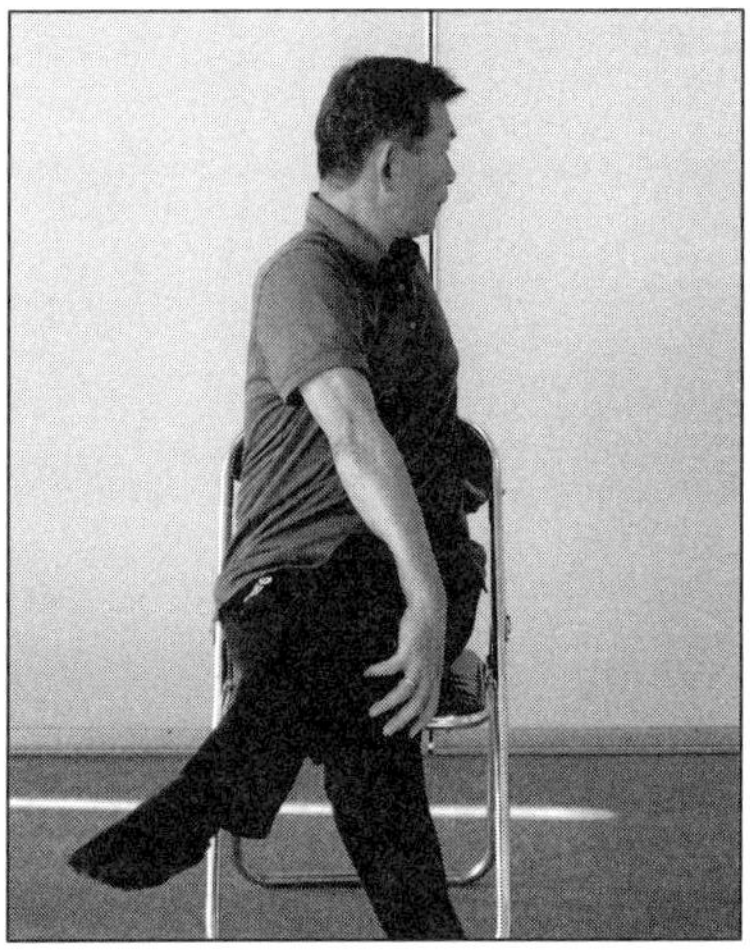
③

③　左右の手の力を使って、さらに上体をひねります。右側の肩を前のほうに、左の肩を後ろのほうになるように意識しながら、胸を徐々に左真横に向けるようにします。そしてさらに、顔の向きも真横から斜め後ろのほうを向くように意識して、腰から首までの身体の軸をひねるようにしていきましょう。

※　息を吐く際に、**お腹の力を抜く**ように心がけてみてください。お腹の力が抜ければ抜けるほど、腰はひねりやすくなってきます。

※　一〇～二〇秒ほどひねったら、反対側も行いましょう。

(3) 開脚での前屈による腰のストレッチ（筋肉および腰椎後部）

ご紹介するストレッチはシンプルで、腰に張りを覚えている方なら誰でも日常的に行ってほしいポーズです。しかし、ご注意いただきたい点があります。頭に血液が集まることで健康を害するおそれのある方、具体的には高血圧症の方、脳梗塞の病歴がある方、あるいは画像で脳梗塞を指摘された方などには、このストレッチはお勧めしていません。ただ、状態がそれほどでない方は、十分注意したうえで、頭を下に向けず、顔を下に向けた状態で、腰を緩めることにだけ集中して試してみてください。（②までの姿勢です）

そうでない方は、頭のてっぺんを下にして、首も肩も十分脱力して、頭の重さを使うようにします。要はいかに要領よく腰の脱力を行えるか。それが大事な要素になります。

★シンプルに腰の筋肉を緩めていくストレッチです。

① イスに深く腰掛け、足は開いて**前に投げ出して**おきます。まず膝に手を当てて、ゆっくり前傾していきます。

② ある程度上体が下がってきたら、両手を足首に移し、支えながらお腹の力を抜いて息を吐くようにします。

③ さらに上体が下がってきたら、支えている腕の力を緩めて、腰の筋肉の緩んでくるのを待ちます。

④ 余裕のある方は、さらに肘を組んで、腕と頭の重みを利用しながら腰のストレッチを深めていきます。左右、前後に上体を揺すってみるのも効果的なストレッチの方法です。（動的ストレッチ）

⑤・⑥ 両手で左側の足を持ち、足を引き寄せ、右側の腰だけのストレッチを行います。反対に、右側の足を引き寄せ、左側の腰のストレッチを行います。この形は個人差もありますので、自分がいちばん気持ちよさを感じる形を探るようにしてみてください。（例えば、片手の位置をすねや膝に変えたり、右の肩を上げてみたり下げてみたり、または太ももの外側に身体を移したり、太ももの内側で引き寄せてみたりなど、伸ばされる腰の筋肉の場所をいろいろと探ってみましょう！）

※　このストレッチは腰の筋肉を緩めるのに大変効果的ですが、血圧が気になる方は、短めに行うなどの配慮を十分してください。

※　イスに浅く腰掛けると不安定になるうえ、足や腰の緊張が抜けず良いストレッチができません。また、足を投げ出さずに、イスに近いところにあると、前屈をした際に身体が前のめりになってしまうおそれがありますので、ご注意ください。

①
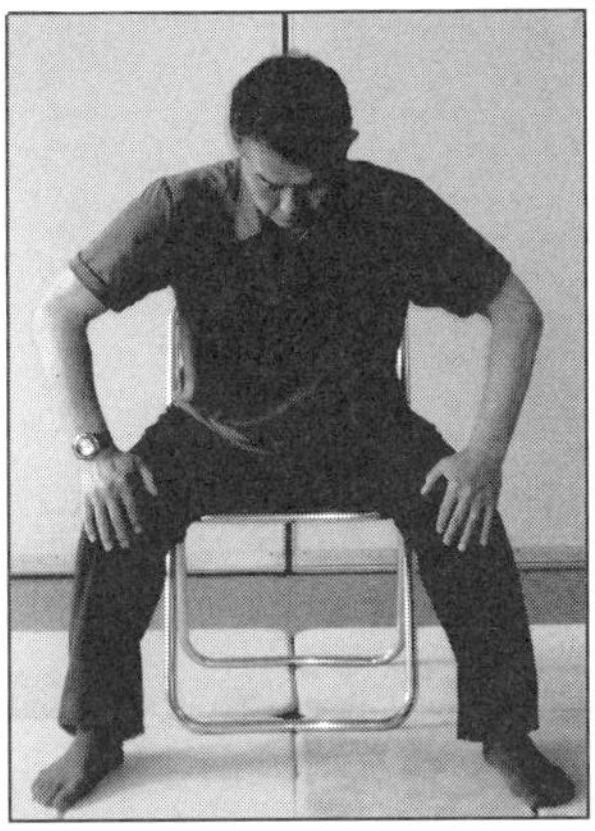

②
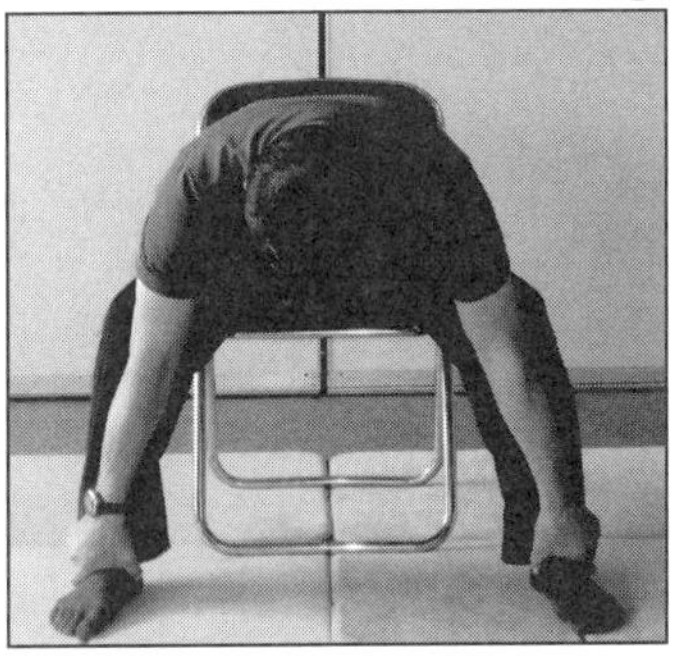

③
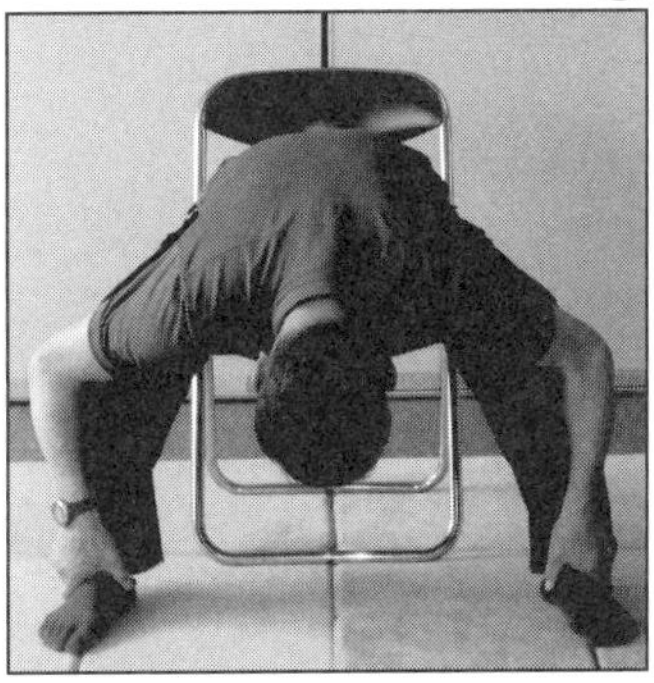

④
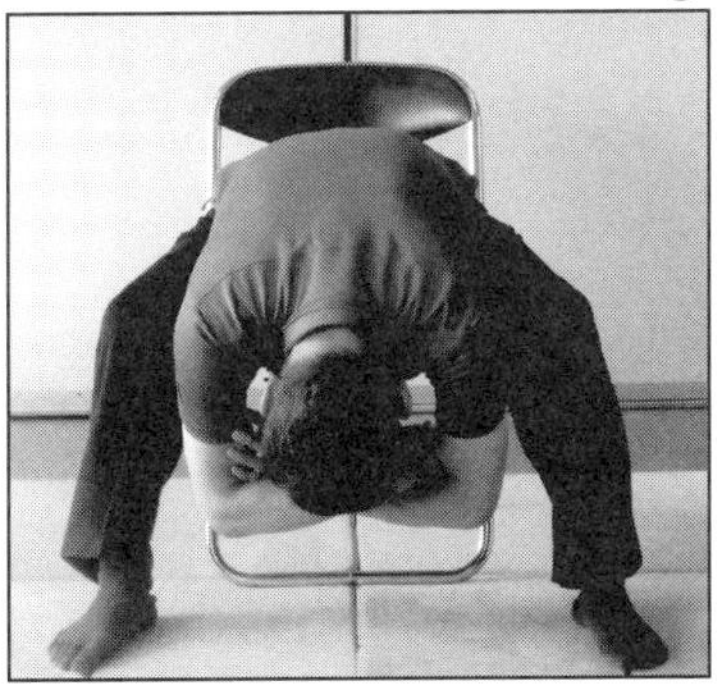

⑤
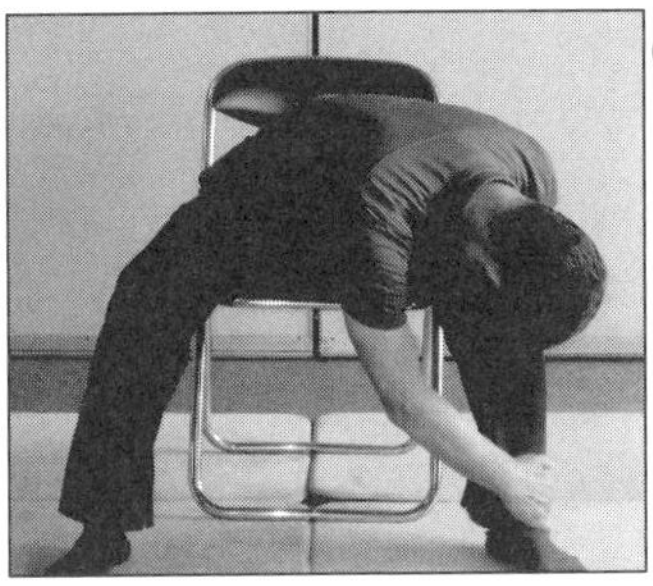

⑥
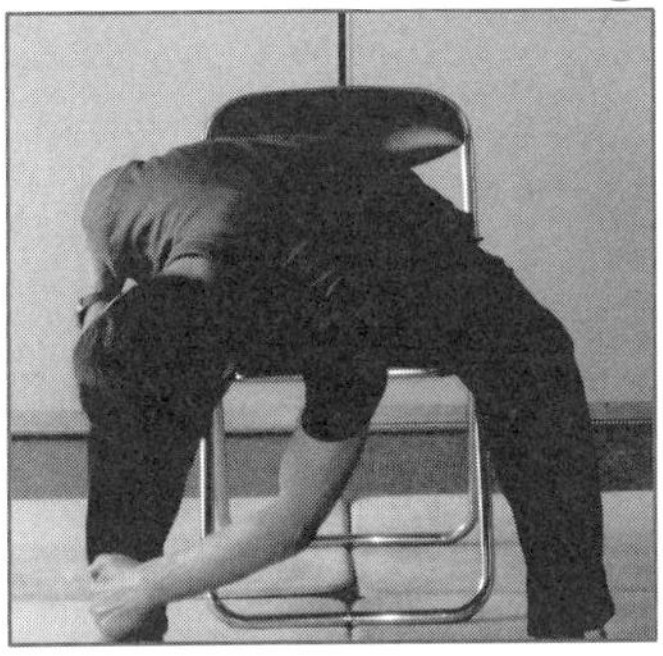

⑷　リラクゼーション→首まわし

前かがみをした後は、血液が頭のほうに多少なりとも集まっている状態です。少し落ち着くまでリラクゼーションを行います。

足をそろえて背もたれに寄りかかり、目をつぶって楽にします。手を膝に置いて、息を吐くごとに肩の力を抜いていきます。

一呼吸ずつ、息を吐くごとに、頭から血液の下りてくるのをイメージするようにします。

一～二分くらいして落ち着いたところで、首を回します。首を回すことで、首周りの血流をより促し、首をほぐしていきます。一～二回軽く回したら、またゆっくり大きな首まわしをしていきます。頭の重さを感じながら、その頭と反対側の首筋の、一束一束が伸びてくるのを感じながらの首まわしです。リラックス効果がさらに増してきます。

⑸　深呼吸

背もたれに十分寄りかかりながら、両手を組んで、上に伸び上がり、さらに斜め後ろに引き上げます。（深く深呼吸）

8 骨盤運動

(1) 骨盤の前後運動

① まずは左右交互に行う腰の前後運動です。

両手でイスの横を支え、片方の腰を前に、反対側の腰を後ろにスライドさせます。反対側も行い、それを交互に動かします。肩と足は動かさず、腰の動きだけ意識します。膝は内側に狭めておきましょう。

①

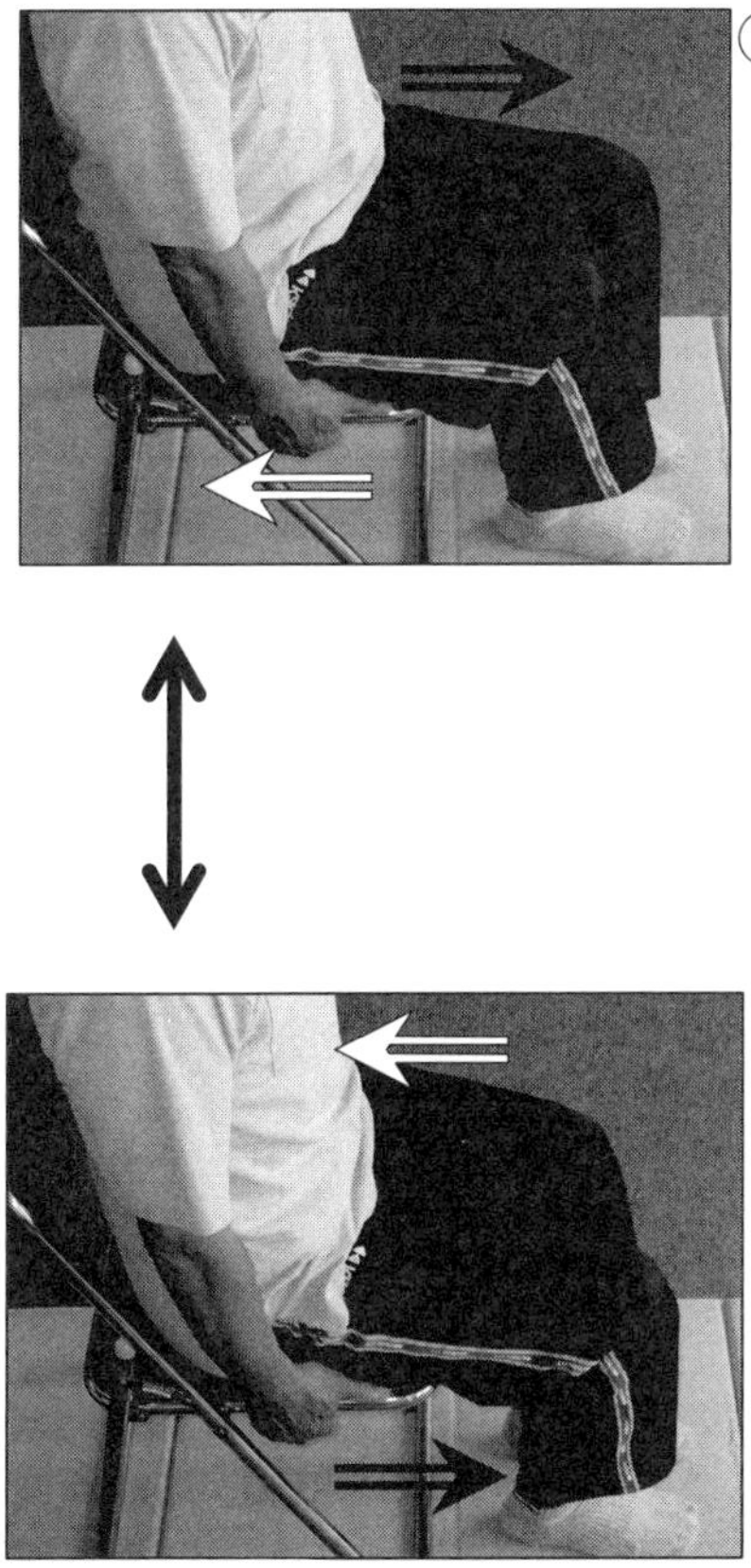

↑腰の前後運動

五〜一〇回ほどゆっくり行ったら、少しテンポアップしてみてください。

うまく骨盤が動かない方は、手を膝頭に置いて行ってみましょう！

膝が前後に動けば、骨盤も左右交互に動いているはずです。

(2) 骨盤の上下運動

② 次は左右交互に行う腰の上下運動です。

両手でイスの横を支え、片方の腰を上に引き上げます。続いて反対側の腰も引き上げ、交互に動かします。身体を傾けるだけでなく、わき腹で引き上げるように意識します。五～一〇回ほどゆっくり行ったら、少しテンポを上げてみてください。

③ 続いて、イスの上での「その場お尻歩き運動」です。肘を曲げて腕を振りながら、腰の引き上げ運動をします。肘を引いた側の腰を引き上げる要領で行います。初めはゆっくり、バランスとリズムが取れてきたらテンポアップしてみましょう。

骨盤運動としてだけでなく、室内での有酸素運動としても有効でしょう。

②

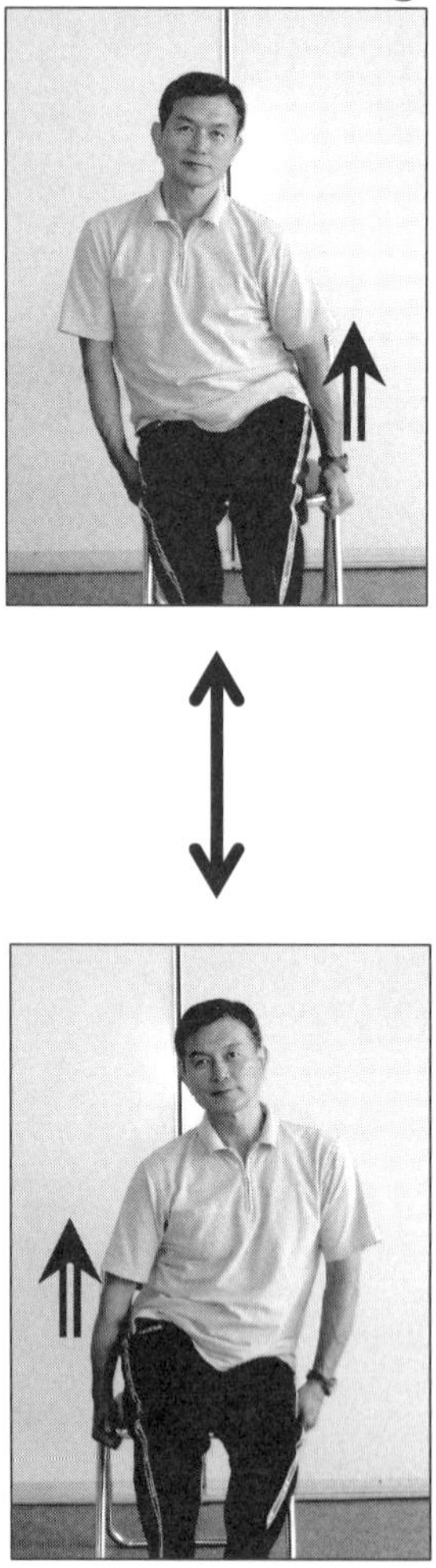

←腰の上下運動

③

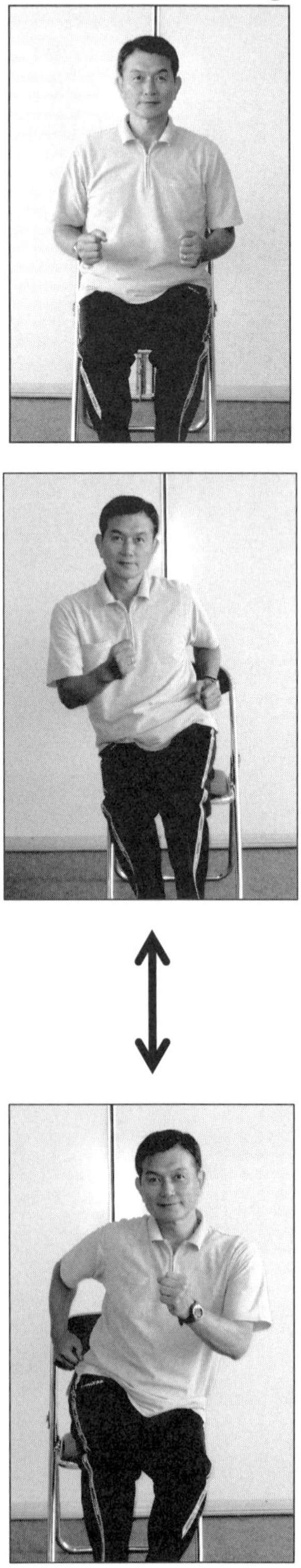

←その場お尻歩き運動

（3）骨盤の前傾後傾運動

骨盤の傾き過ぎを防ぐ運動を紹介します。

骨盤は前に傾き過ぎると、適度に前湾曲している腰椎が過度に前湾曲しやすくなり、後ろに傾き過ぎると、腰椎が真っ直ぐになりやすくなり、また後湾曲になりやすくなります。どちらも腰痛の原因となります。

適度な腰椎の前湾曲は、上半身の重さや圧力を、そのしなやかなバネによって跳ね返すことができるのですが、そのパフォーマンスを維持するには、周りの筋力と腰椎自体の柔軟性が必要です。

骨盤の前後の動きで、筋力と柔軟性を高めます。

① まずイスに腰掛け、両手でイスの横の部分を押さえます。

② 下腹で息を大きく吸いながら、腰を前に張り出します。その際、イスを引き寄せながら腰に力を込めます。

③ 続いて腹を凹ませながら息をしっかりと吐き、さらにイスを引き寄せながら腹に力を入れます。

※ ゆっくりとオーバーなくらいの動きで行います。

※ 五～一〇回行ってみましょう。

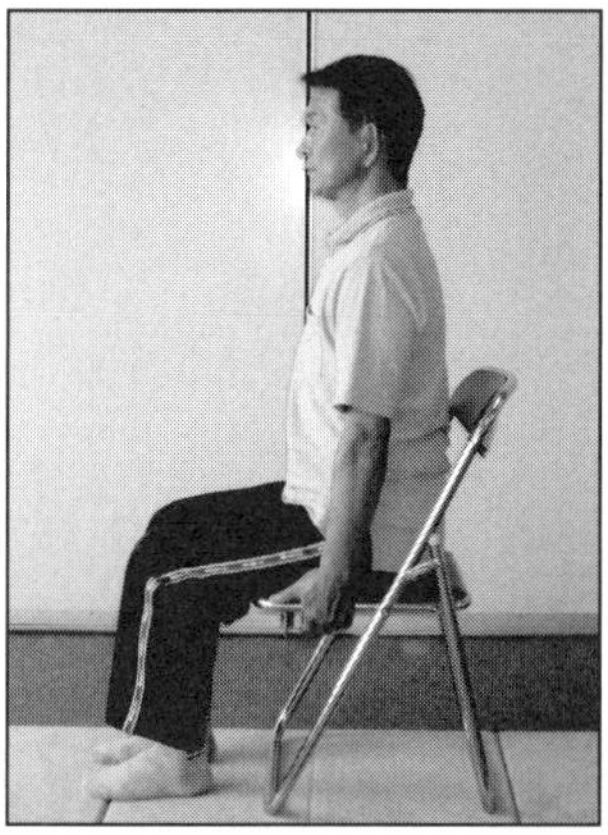
①

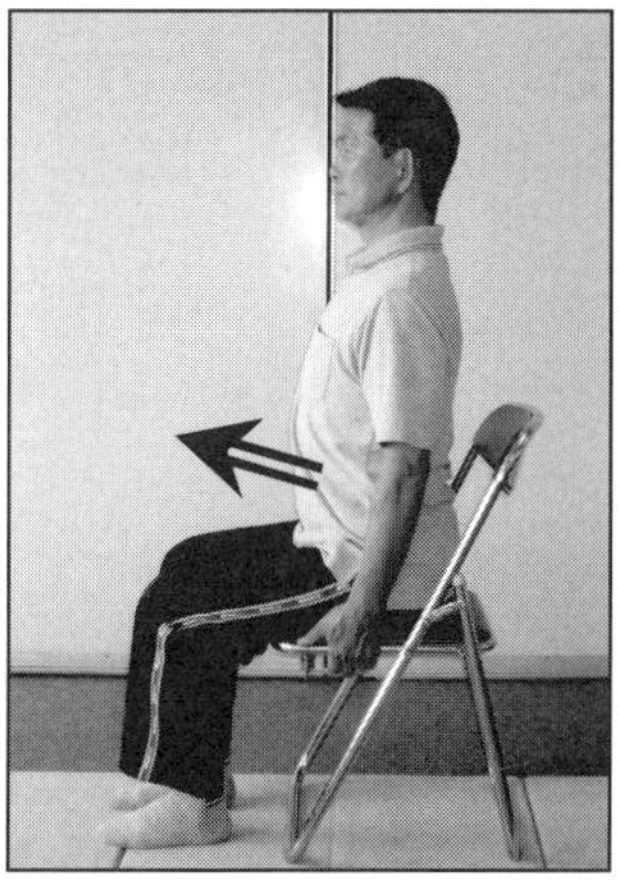
②

⇕

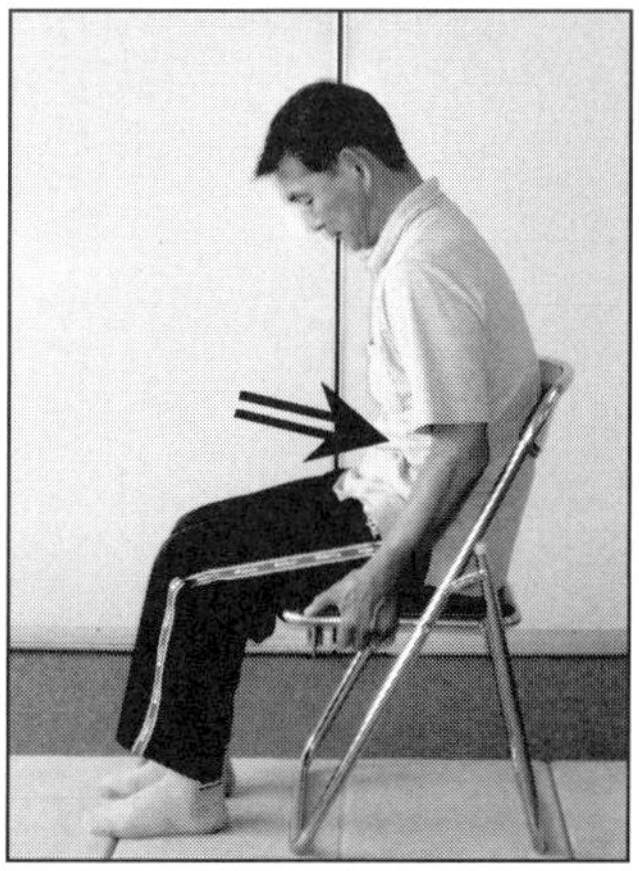
③

9　股関節周辺のストレッチ

(1) 足の付け根前側（腸腰筋・大腿四頭筋上部）を伸ばす

腸腰筋は人が活動するうえでとても大切な筋肉のひとつです。膝を引き上げる際に関わる筋肉ですので、階段や坂道を上る時、走る時、またふつうに歩く時にも使われている筋肉です。

比較的強い筋肉ですが、持久性に乏しく疲れやすい筋肉でもあります。また意識して伸ばしておかないと柔軟性が失われ、腰痛の原因にもなります。腰の引けた姿勢になってしまう可能性もあります。そこで必要になってくるのがストレッチです。

日頃からストレッチを行うことで、筋肉にしっかりと血流が行き渡り、また弾力が生まれ、その働きを十分なものにできます。

★イスを使っての安定したストレッチです。

①　安定したイスに右向き真横に腰掛けます。（折り

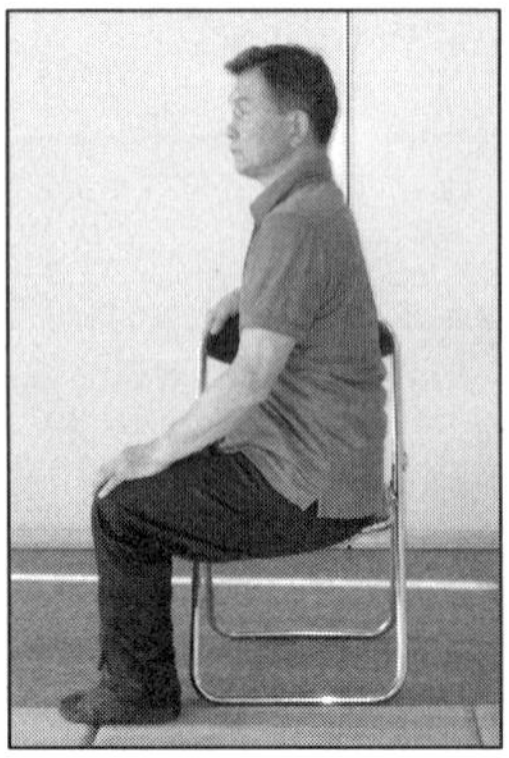
①

⇐

②
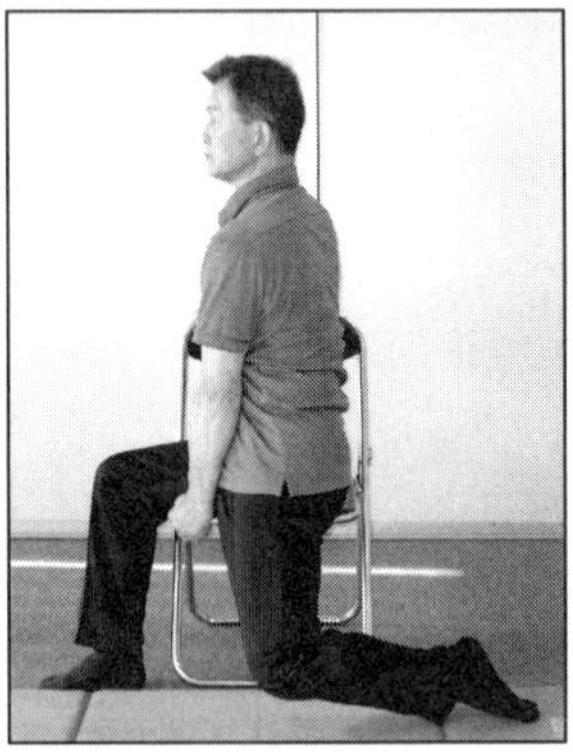

⇐

③
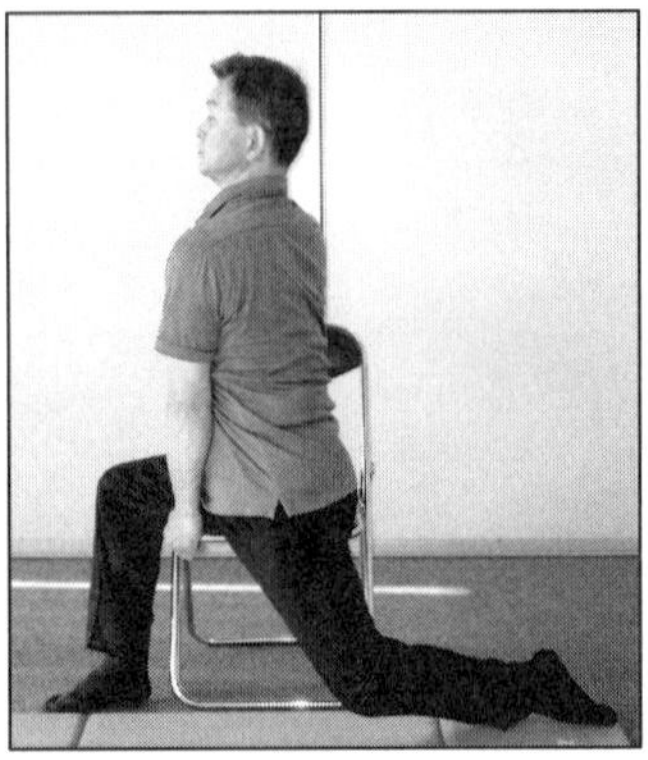

たたみ椅子でない時は、正面のまま左にズレます）

② 左のお尻をイスの外に出し、膝を下に向けて足は後ろに引きます。その際両手はしっかりとイスを支えて、重心は右寄りにしておきます。

③ 筋肉の伸び具合に合わせてさらに足を後ろに引き、膝を床方向に腰は前方に押し出すようにします。筋肉の伸びを感じてから、三〇秒〜一分ほど行ってみてください。向きを変えて、右のほうの足も行います。

※ 滑車の付いたイスは危険ですから使わないでください。

※ イスから落ちないよう、重心はしっかり右寄りにしておきましょう！

※ 一度に無理なストレッチをすると、筋肉を傷めてしまいます。日々少しずつ行うようにしましょう。

(2) 片膝抱えて膝ゆすり&片膝開脚での膝ゆすり

関節は放っておくと、加齢とともに次第に硬化が進行してしまいます。股関節は球状の関節で、本来いろいろな方向に膝を動かすことの可能な関節です。関節の可動域はできる限り維持しておきたいものです。硬化が進行してしまうと、本来もっている股関節のパフォーマンスが発揮できなくなって、歩行に不安定感を伴うなど、日常生活に制限を生じる原因ともなります。

日々の運動で、そのパフォーマンスの維持・向上に心がけておきたいものです。

★膝を揺らして股関節の動きをスムーズに！

① まず、浅く腰掛け、片膝を両手で抱えます。お腹の力を抜いて徐々に引き寄せます。

続いてその膝を左右に小さく揺すります。足の力をできるだけ全部抜くようにして、揺らしながらさらに胸に引き寄せていきます。

股関節周辺の血流も良くなり、関節自体の動きも改善されてきます。

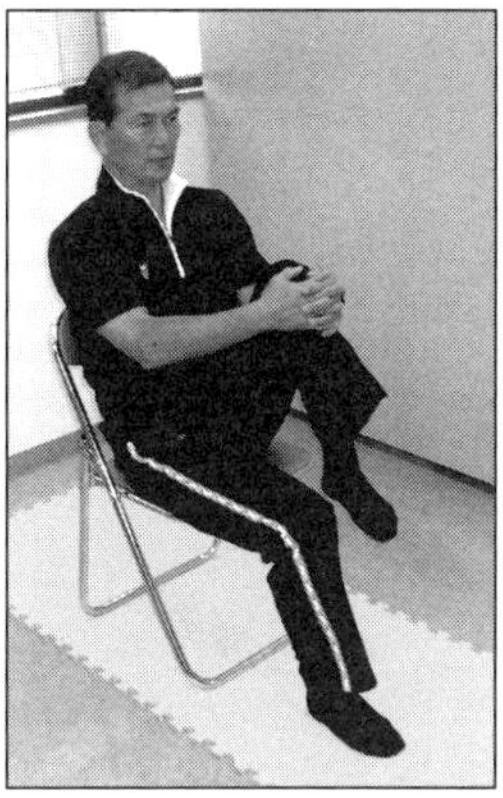

①

②

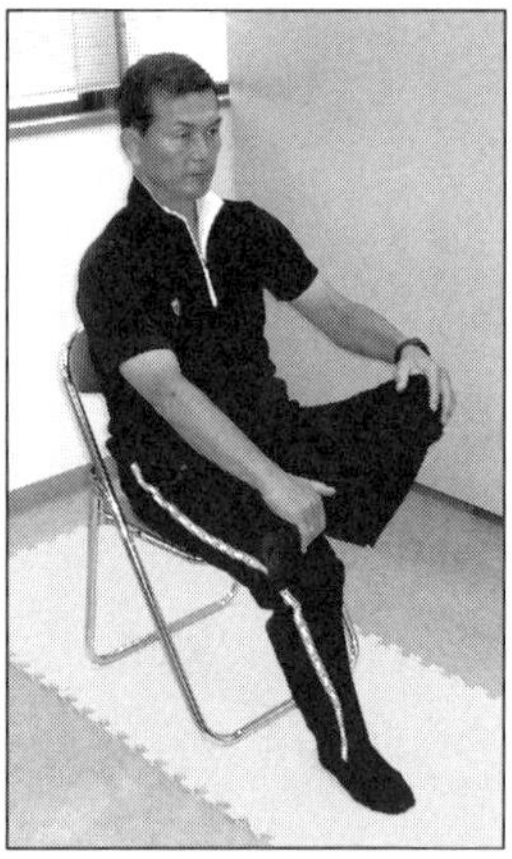

② 続いてその膝を外側に向けて、反対の足にくるぶし辺りをチョコンと乗せます。

膝を上下に軽く揺すりますが、決して押さえつけないでください。無理に押さえながら揺すると、筋肉に過緊張が生じて逆効果となってしまいます。「上げて落とす、上げて落とす」といった具合に、上げるほうだけを意識して、小さく揺すってみてください。

なお、股関節が硬くて、うまくできない方は、低い台などを足もとに置いて足を乗せ、太ももがイスから離れた状態にして、膝を少しでも外側に向けて軽く横に揺すってみてください。

足の付け根の内側にある筋肉が、少しでも緩んでくれれば十分なのです。

(3) お尻のストレッチ

お尻には大きな筋肉の大殿筋があります。立ち上がる時、中腰の状態の時に、大きくその役割を担っている筋肉です。

足腰を多く使った後、日頃運動不足にもかかわらずよく歩いた後などに、この大殿筋の張りや痛みを感じるようです。次は、このお尻の張りを軽くするストレッチをご紹介します。

★前屈によるお尻のストレッチです。

① 片方の膝を外側に向けて、足を反対側の膝の上に乗せておきます。

膝や股関節が痛い場合、太さのために足を乗せにくい場合には、前項同様低い台などを用意して行いましょう。ただし、決して無理をしてはいけません。できる範囲で試みてください。

② 足を両手で下から抱えるようにして、上体を徐々に前に預けるようにしていきます。

このように、身体を預けながら行うことが、無理のないストレッチのポイントになります。

9　股関節周辺のストレッチ

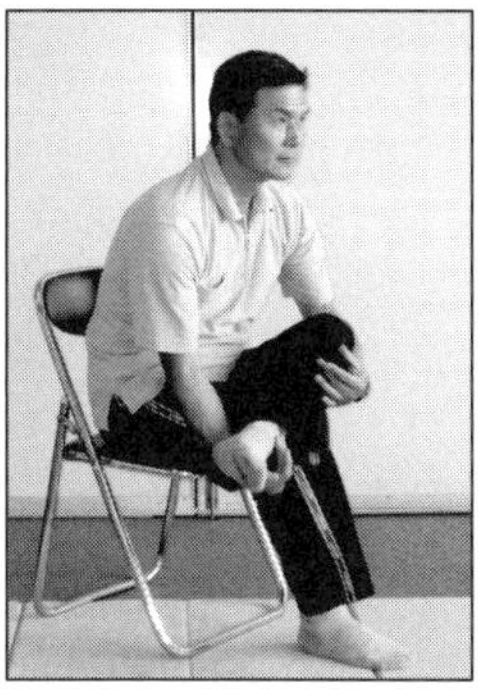

①

⇓

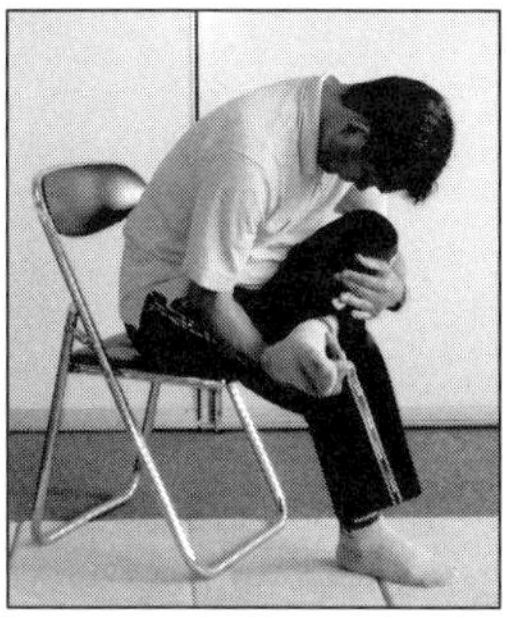

②

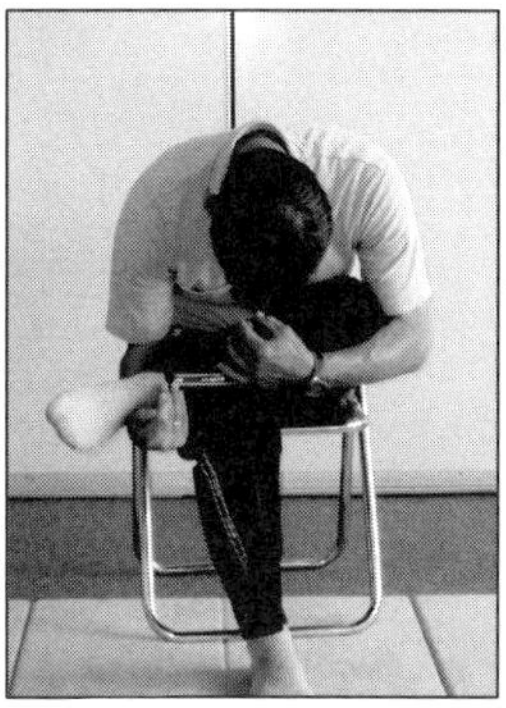

③（正面図）

乗せた側の足の付け根やお尻の辺りに、筋肉の伸びを感じてきます。

※　息を吐く時には、**お腹の力を抜く**ことを意識してください。

※　お尻の辺りの筋肉に伸びをまったく感じない方は、足を少し内側にしたり外側にしたりしましょう。または、上体を乗せていく方向を膝寄りにしたり足首寄りにしてみて、最も気持ちよく伸びを感じる形を探ってみてください。

いつでも行えるストレッチですので、イスのある時にはぜひ行ってみてください。

(4) 膝まわし（股関節の回旋運動）

① まず左手で左膝を抱えます。

② ゆっくりと引き上げてゆき、

③ 引き上げたまま外側に開きます。

④ 膝を外側に向けていることを意識しながら下に下げていき、元の位置（①）に戻します。

①

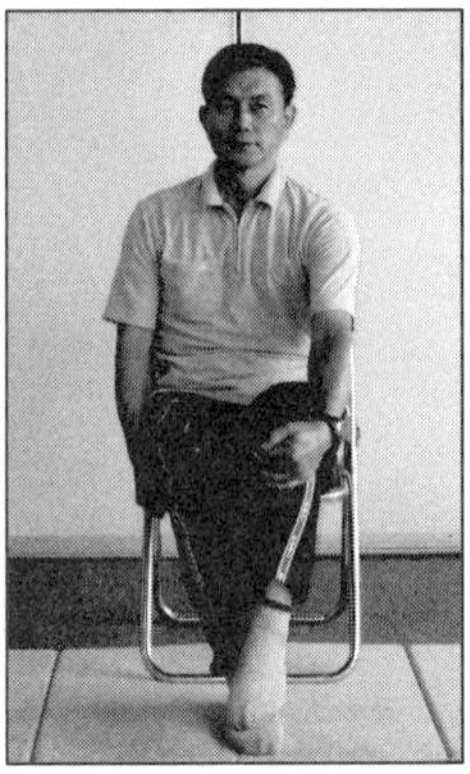

⇓

②

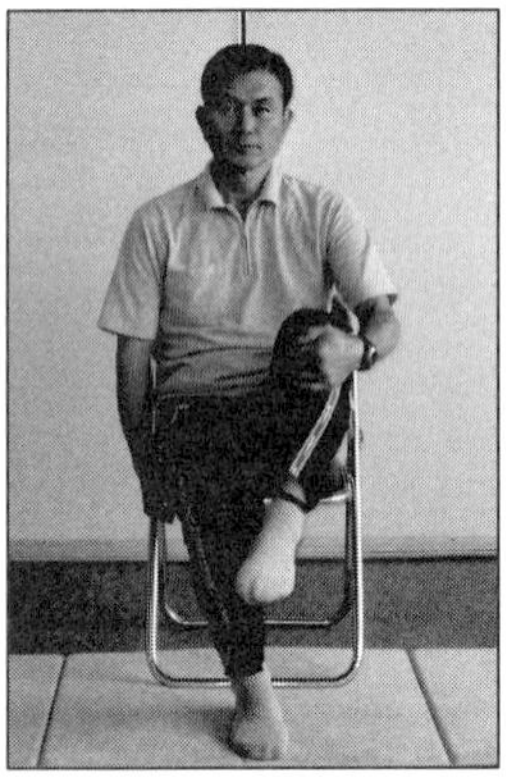

⇓

③

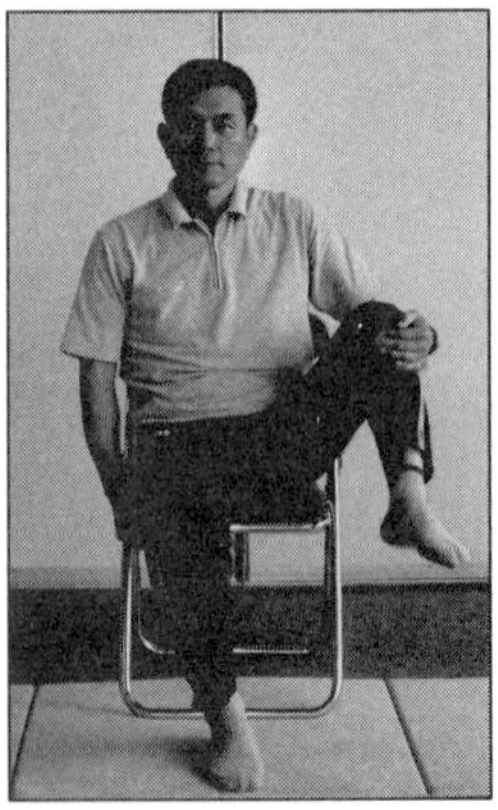

⇓

④

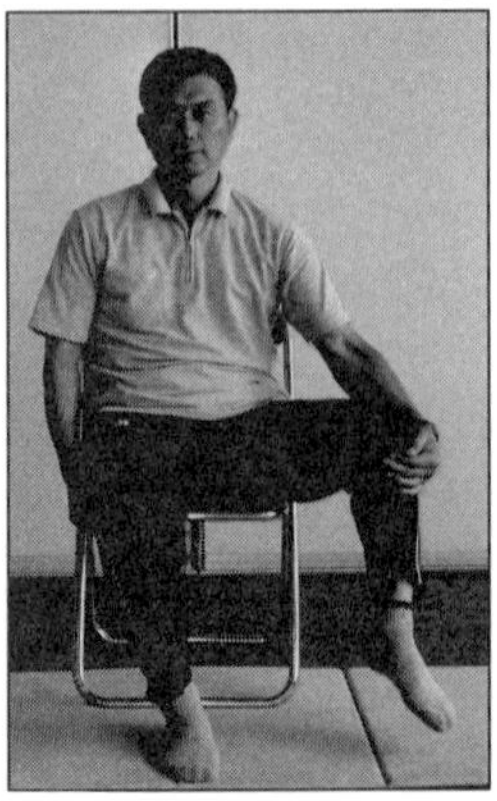

※ できるだけ腕の力を使い、足の力は緩めるようにして、股関節の回旋を意識します。

※ ゆっくり滑らかに回旋します。

※ 最初は小さめに回し、可動域の広がり具合に応じて徐々に大きくしていきます。

※ 外回し、内回しと、五〜一〇回ずつ行ってみましょう。

10　太もものストレッチ

(1)　片足投げ出して太もも後ろ側のストレッチ

あなたは身体の柔軟性には自信がありますか？

柔軟性の指標としてみなさんが思い当たる第一の測定種目は「立位体前屈」でしょう。そして最近では、「長座体前屈」も経験されているのではないでしょうか。

太ももの後ろ側がキリキリと張ってしまって、抵抗を感じる。腹筋に力を込めて頑張ってみますが、その結果は……？

これらのストレッチには、みなさんもおわかりの通り、そのキリキリとした太ももの後ろ側の筋肉が関わっているのです。いわゆる「大腿二頭筋」の柔軟性を見る測定種目です。

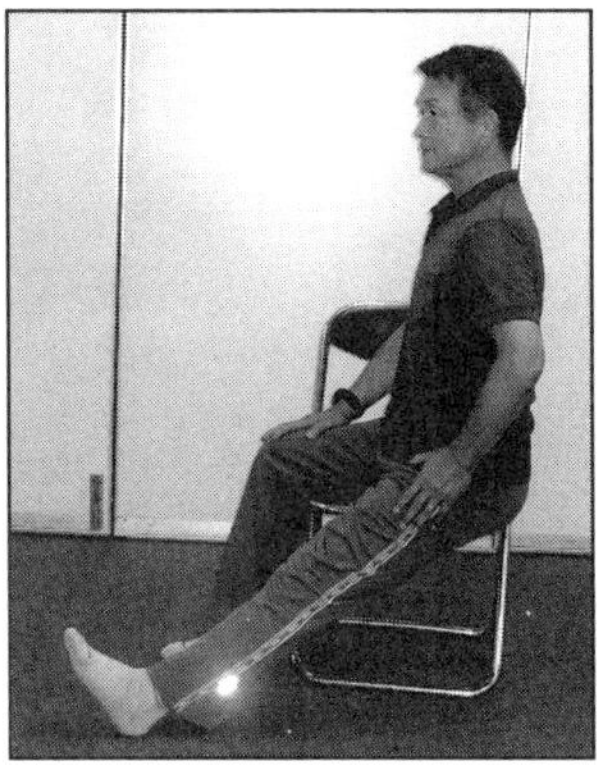
①

⇓

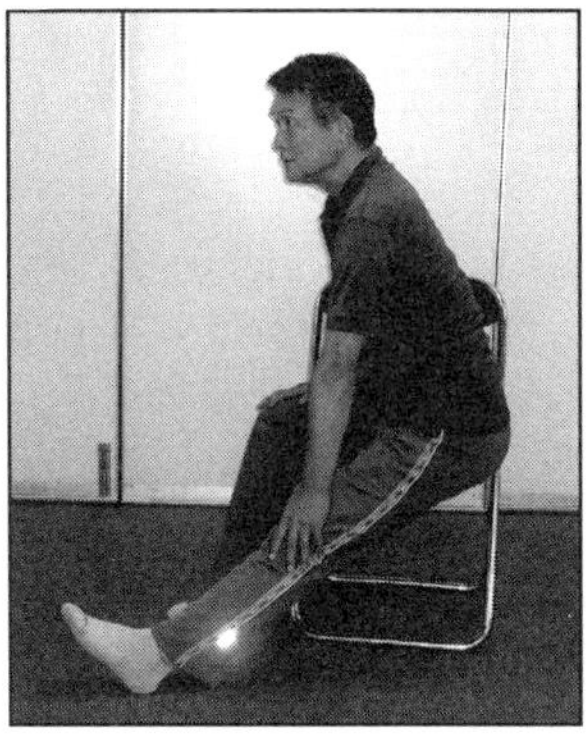
②

⇓

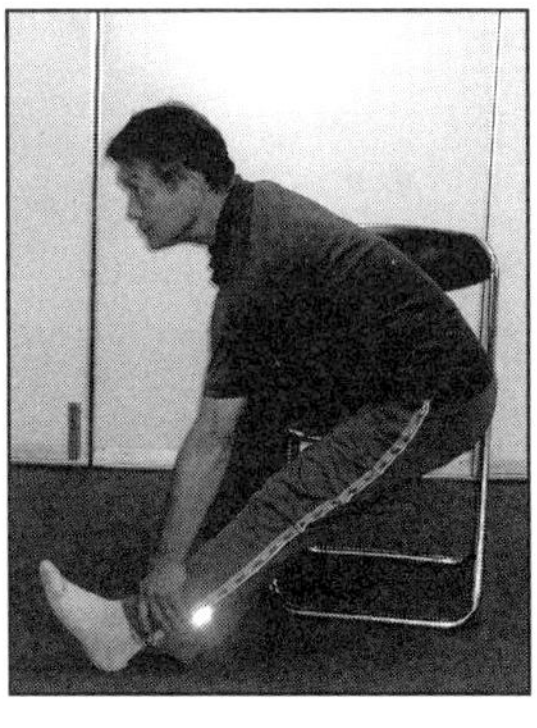
③

さあそこで、イスに腰掛けたままで、この筋肉を伸ばす姿勢をいくつか探ってみたところ、次に紹介する姿勢にたどり着きました。

① 横向きになり、イスから左側のお尻を全部はみ出して腰掛けます。（イスの形状によっては、正面を向いたまま、横にお尻を出して行います）

② 手で膝の辺りを支えるようにして、少しずつ前かがみにしていきます。

③ さらに、上体の下がってくるのに合わせて、手を足首のほうに移し、上体の下がってくるのを待ちます。

※ 片方のお尻がイスの外に出ていないとイスの縁が当たってしまうので、ご注意ください。

※ 集中し過ぎて、イスから落ちてしまうケースも考えられますので、ご注意ください。

(2) かかとを引き寄せて太もも前側のストレッチ

太ももの前側の筋肉はみなさんもご存じのことと思いますが、「大腿四頭筋」です。

全身の筋肉の中でも、強く大きな筋肉のひとつです。立ったり座ったり、坂道や階段の上り下りなど、よく使われる筋肉です。

しかし、加齢とともに運動不足になったり、脚部の関節の故障などから、あまり動かなくなってしまうということもあって、気がついたら、細く頼りない状態になってしまうことが多いようです。

足が細くなると、筋力が落ちるだけでなく、その筋繊維一本一本の伸び縮みも、パフォーマンスが落ちてきます。また、毛細血管の行き届きが不十分になっているおそれもあります。そのような筋肉を活性化させていくには、少しずつ伸ばして緩めながらストレッチすることが必要です。

① ここも同じく、イスから左側のお尻を全部はみ出して腰掛けます。

まず左手で左の足首か甲の辺りを持ちます。

② かかとをお尻に近づけて、膝を下のほうに突き出します。

①
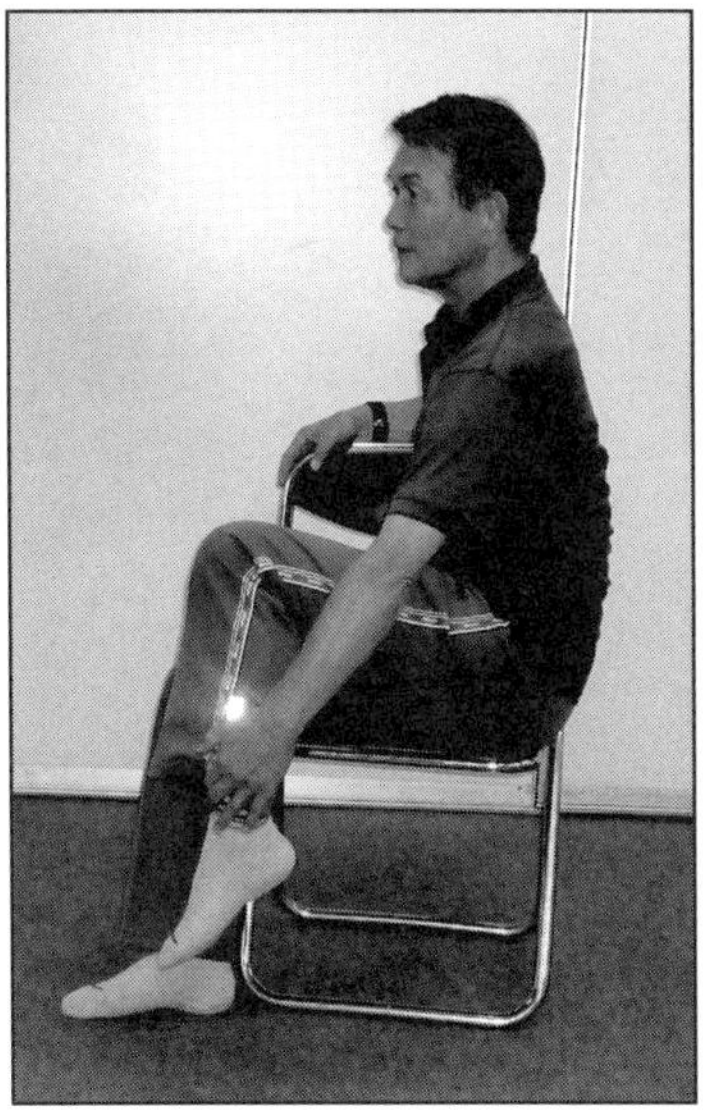

⇓

②
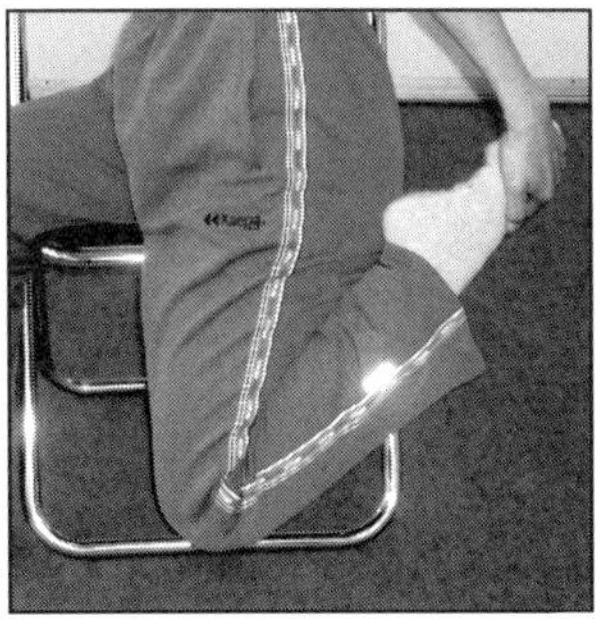

⇓

③
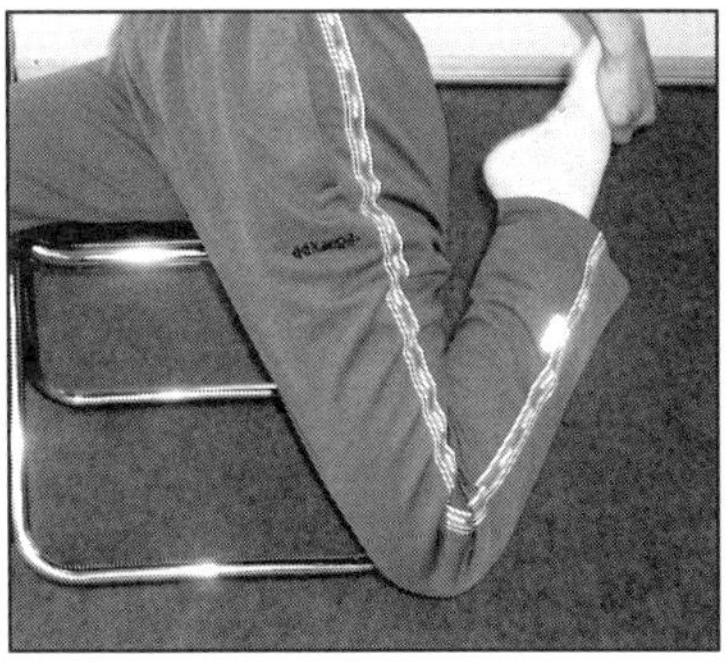

③　膝をさらに下に突き出しながら、余裕があれば、膝を少し後ろのほうに引いてみます。

※　膝の硬い方は、無理に膝を曲げようとするのではなく、その膝の角度のまま、少しでも膝を後ろに引くようにしてみてください。「大腿四頭筋」の伸びが感じられるストレッチをしていきましょう。

しかし、それでも膝が曲げられない方は、タオルなどを足の甲辺りに引っ掛けて、膝を後ろに引いていくようにしてください。

※　「大腿四頭筋」は大きく強い筋肉です。初めは弱めに、そして徐々に強めていって、引っ掛けている手のほうに余裕があれば、時間を長めにとるようにしてみてください。

11　ふくらはぎのストレッチ

ほとんどの方がしっかりと感じられる、この「ふくらはぎ」のストレッチは、足首の動きのパフォーマンスを良い方向に向けてくれます。

このストレッチは、よく歩き、走った後の疲労回復に最適です。また、長く腰掛けることの多い方、逆に立ち仕事の多い方のふくらはぎに起こりがちな「むくみ」の解消にも効果が期待できます。

「第二の心臓」とも言われるふくらはぎの血流を促す、最も基本的な運動がこのストレッチなのです。

まず、壁やソファーなど固定したもの（ここでは背もたれ）に両手を当てて、肘を伸ばし、押しておきます。

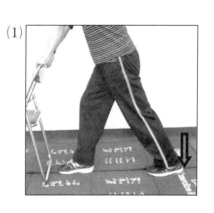

(1)

(1)　腓腹筋上部を意識して伸ばす

片足を後ろに引いて膝を伸ばし、徐々に腰を前に押し出していきます。

↓　ふくらはぎの中央から上のほうにかけて、さらに膝の後ろ側の筋肉までをストレッチします。

※　膝はしっかりと伸ばします。かかとで床を押しつけるように意識すると、膝はよく伸びてきます。

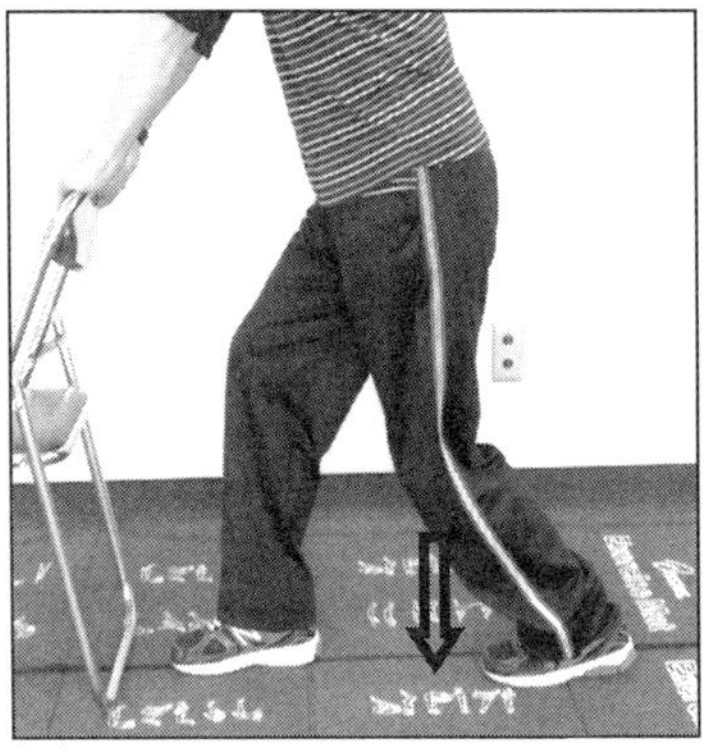
(2)

(2)　腓腹筋下部、アキレス腱、ヒラメ筋を意識して伸ばす

続いて伸ばした側の膝を徐々に曲げていきます。重心もその足のほうに移していきます。

↓　ふくらはぎの下のほうの筋肉(アキレス腱近く)に伸びを感じます。

※　後ろ側の足首がこれ以上は曲がらないというところまで、十分に重心を下げます。

※　さらに、その足の力を抜くようにしていきます。

※　腰の位置はあまり後ろに引かないでください。膝が曲がり過ぎて、太ももに過剰な負担がかかります。

※　伸ばした時筋肉の痛さが気になる方は、足幅を少し狭めたり、腰の位置を少し後ろに戻すなどして、無理をしない範囲で行うようにしてください。

※　特に歩いた後（運動ばかりでなく、買い物などでたくさん歩いた場合も含みます。）などにはこの体操をまめに行うようにしましょう。

(3) 足首まわし

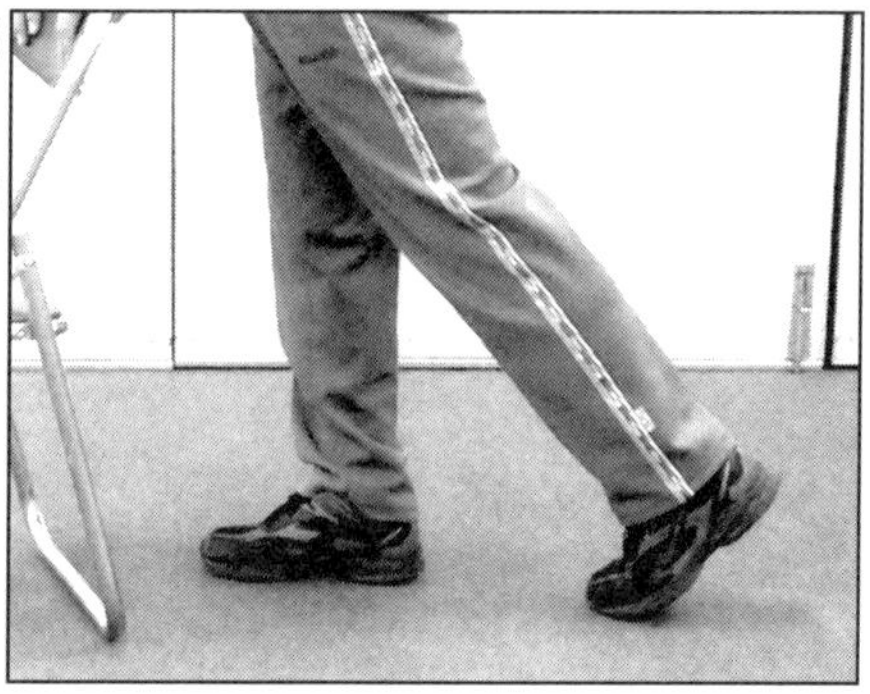

①

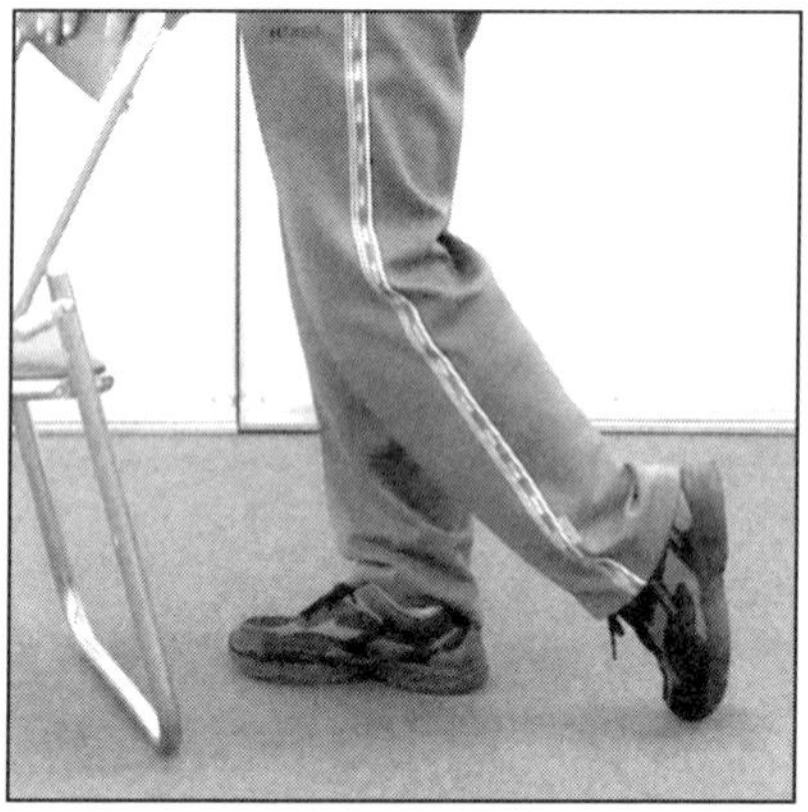

②

足首を回すって、したことありますか？　意外とうまく回せない方もいらっしゃいますよね！

この足首まわしは結構優れたストレッチ効果があるのです。足首のあらゆる筋肉をストレッチできるのです。

足がちょっと疲れた時、少しむくみを感じた時などに、もちろん、運動の前と終わった後にも、ぜひ習慣的に行っていただきたい運動のひとつです。

① まず、つま先をちょっと後ろ側に置くようにします。そのほうが、足首を大きく回すことができるからです。

② そしてかかとが前に来た時には、甲の部分の伸びをしっかりと感じられるくらいに、前に押し出して回してください。

※ ゆっくりと、かかとが大きく回るように意識しましょう！　足首の筋肉全部が、心地よく伸びてくるはずです。

※ ぜひ反対回しも行ってみてください。ちょっと回しにくいかもしれませんが、膝で誘導するようにして回してみるとどうでしょう？　かなり回しやすくなってきますよ！

12　最後の伸び（イスに腰掛けてから）

(1)　肩の脱力……3（肩をほぐしましょう）の(3)と同じ

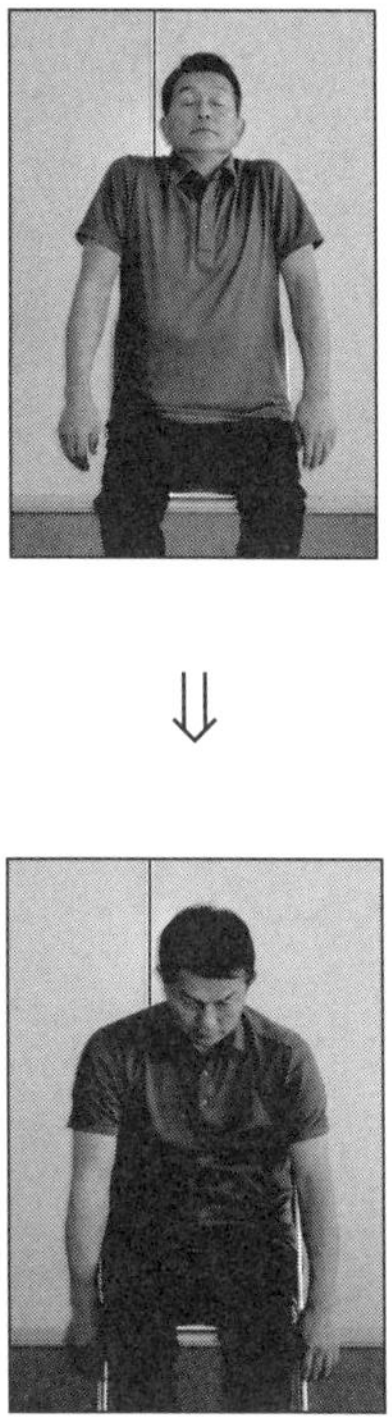

(2)　首まわし……4（首のストレッチ）の(3)と同じ

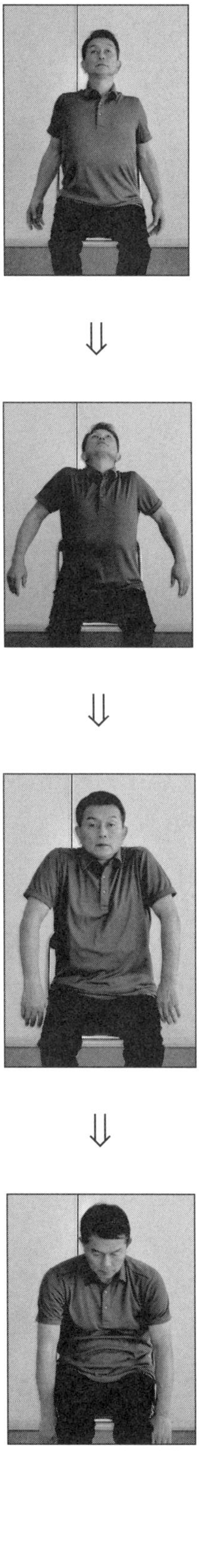

(3)　深呼吸

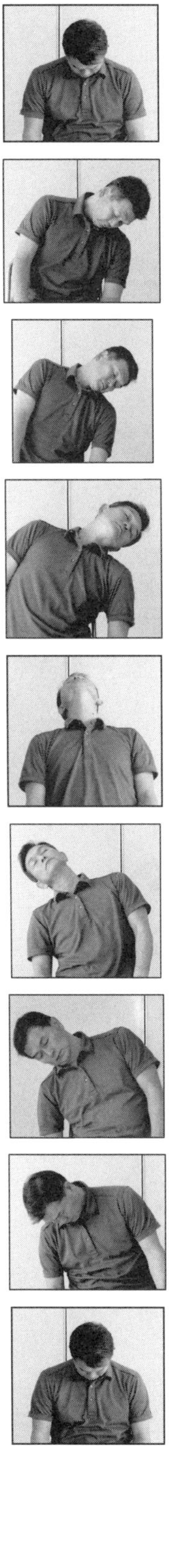

さあ、最後の締めの深呼吸です。二回ほど、ゆっくりと大きく酸素を取り込んでください。

お疲れさまでした！

Ⅲ．ストレッチ体操とは？

１　伸ばすのではなく、伸びてくるのを待つ（静的ストレッチ）

ストレッチと聞いたらどのようなことを思い浮かべますか？

「痛い！」「きつい！」「息苦しい！」「特にしたいとは思わない」………ですか？　身体の硬い方には、なかなか積極的にしたいとは思えないことかもしれません。

そこには、実際に過伸張（＝伸ばし過ぎ）といった、嫌な体験が潜んでいるのではないか、と私は考えています。

本来筋肉は、強く引っ張られるとそれを過伸張と認識し、生体である筋肉は筋繊維の引きちぎられるのを**本能的**に察知して、その防御策に転じます。要するに縮まる方向に働いてしまうのです。ストレッチをしている本人は筋肉を伸ばしたいのに、その筋肉自体が縮まろうと、逆方向に働いてしまう、いわゆる〝伸張反射〟（緊張反射）という作用が生じてしまうのです。

この状態は、とても痛く、きついものです。まったく無駄な行動としか思えません。

そして、ここがストレッチの大事なポイントです。**「筋肉は伸ばすのではなく、伸びてくるのを待つ」**という気持ちをもってストレッチをしていただきたいのです。そして、そのほうが早く筋肉が伸びるようになるための合理的な方法だと考えます。

ゆったりとした気持ちで、あせらず筋肉の伸びてくるのを待てばいいのです。

ストレッチ指導でよく耳にするのが、

「痛（イタ）気持ちいいところで伸ばしましょう！」

という言葉。

ちょっと待ってください。「痛（イタ）」はいらないでしょう！「気持ちいい」だけでいいんです。運動の嫌いな人は、とかくストレッチに「痛いもの！」「つらいもの！」という先入観を抱きがちです。それはストレッチを気軽に始められず、もっと楽にできることがわかる前にやめてしまう心理的圧迫になっています。それは誤解です。

本来運動は、「気持ちいいもの」「楽しいもの」「身体が調子よくなってくるもの」で、もう一度身体を動かしたいという意欲が自然に湧いてくるもののはずです。

学校体育で、そこをつかんで指導しておいていただけたら、運動好きな人がかなり多くなっていたでしょう。もっともっと運動そのものが、日常生活に自然に溶け込むことができているだろうにと、（偉そうですが）思う次第です。

2　筋肉の伸びていることが、気持ちいいと感じられる場所を、自身で探る（個別性）

みなさんも、ストレッチにはいろいろな形のあることをご存じのことと思います。何をする前に、何をした後に、こういう形のストレッチがいいんだよな、ということで、その形のストレッチに取りかかると思います。

いかがでしょうか？

ひとつの形のストレッチを行ってみた時、思った通りの伸び具合を感じられればよいのですが、なかなかそうならないケースが多いものです。

筋肉は多くの筋繊維の集まりで、同じ筋肉であっても、その幅と長さにより少しずつ違ってきます。ひとつの筋肉をストレッチする際に、少しずつ伸ばされている場所を変えてみながら探りを入れてみると、気持ちよく伸びを感じる箇所に行き当たり、その箇所を見つけられるのです。

例えば、首の横にある筋肉を伸ばそうとした時、真横に頭を下げていくと筋肉の中央が伸び、そのまま少しだけ首を斜め前に傾けるとその筋肉の後ろ側が、少しだけ斜め後ろに傾けると、同じ筋肉の前側が伸びてきます。

その傾け具合を微妙に変えながら探ってみることで、その筋肉の、最も気持ちよく伸びる場所を見つけることができるのです。

この「探る」という行為がストレッチを行ううえでとても大事な行為なのです。自分自身で探り当てたという行為が、気持ちよいストレッチを習慣化させるうえでとても大事なものになります。

その時のちょっとした角度、脱力具合など、探って得たストレッチは、あなた自身の自分用のストレッチフォームになります。そうやって得ることのできたストレッチフォームは、そう簡単には忘れないものです。

写真を見てまねしたり、人から形を教わってやってみて、その時は気持ちよくストレッチできたとしても、どうでしょうか？　一日も経つと忘れてしまうことも多いようです。

もちろん、そうした日々の学習は不可欠ですが、探って得たストレッチ、自分用のストレッチは身につきやすく、忘れにくいものなので、ぜひ挑戦してみてください。

そうやって自分用のストレッチを少しでも多く増やしておけば、日頃の身体の調整、いつでも動きやすい身体づくりが確実に身につくことでしょう。

3　回したり揺すったり（動的ストレッチ）は効果的

これまでは「静的ストレッチ」を紹介してきましたが、今度は「動的ストレッチ」をご紹介します。身体の力を緩めて、重さや軽い引き寄せを利用する方法には違いないのですが。

筋肉の一点を伸ばす「静的ストレッチ」に対して、「動的ストレッチ」はその周囲の筋肉を含めて進展させていくという方法です。

いわば、伸ばしたい筋肉のストレスをぼかしながら伸展させていくやり方とも言えます。抵抗している筋肉の緊張が自然と解けてきて、重さだけがそこに作用してくるのです。

首まわしや首の揺らし、腕振り、膝の揺らしなども、この「動的ストレッチ」に含まれます。ただ、過緊張を伴う揺らしはそれには含まれません。

例えば、頭を下げた姿勢で、頭の重さを利用したまま横に揺らすのならいいのですが、「うんうん」とうなずくような揺らし方はよくありません。

重さや脱力をあまり用いずに行う類似の運動も、私の中では「動的ストレッチ」に含まれません。

一般的には、筋肉の伸びる効果もある、そのような運動もすべて「動的ストレッチ」として含まれていることも多いようですが……。

「静的ストレッチ」では、力の抜き具合がわかりづらい、その重さを感じにくいという方が多いようです。そんな時、この「動的ストレッチ」をうまく活用できれば、動きに集中ができ、知らず知らずのうちに力の抜き方がわかるようになり、そうして重さ自体を感じられるようになります。

「静的ストレッチ」と「動的ストレッチ」を上手に使い分けることで、より高い効果をもたらすストレッチを身につけることが可能になります。

Ⅳ．脳トレで気分転換

ここでは指を使う運動をいくつかご紹介します。
ぜひご家族みなさんで行ってみてください。
最初は指の動きを滑らかにする指運動です。

1　指を動かそう

（1）　指合わせで順送り

①指合わせ運動……親指と他の指の腹を合わせて、順に送っていく運動（そのつど開いてから）

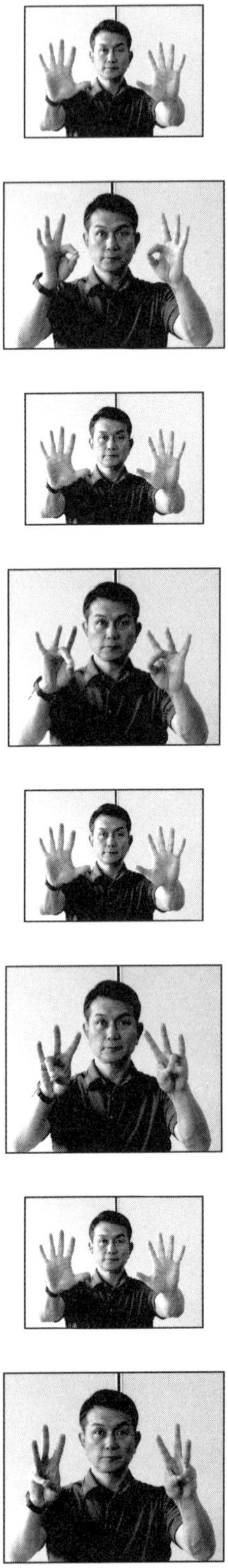

（2）　指開きで順送り

②指開き運動……他の指は開かずに、順に一箇所ずつ開いて送っていく運動（そのつど閉じてから）

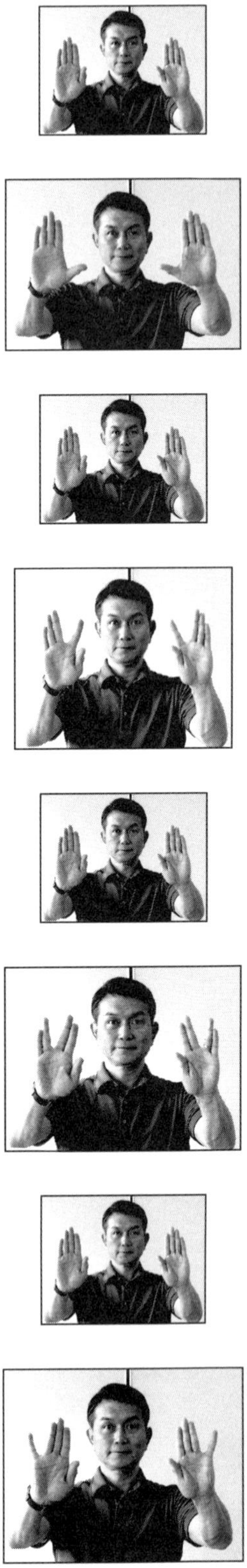

※　この二つの運動は、単にできたできないではなく、意識を集中して、思い通りの指の動きを自分の意思のもとに実行しようと努力することに意味があります。

(3)　左右ずらして一〇まで数える指折り運動

★一本ずらして順送り

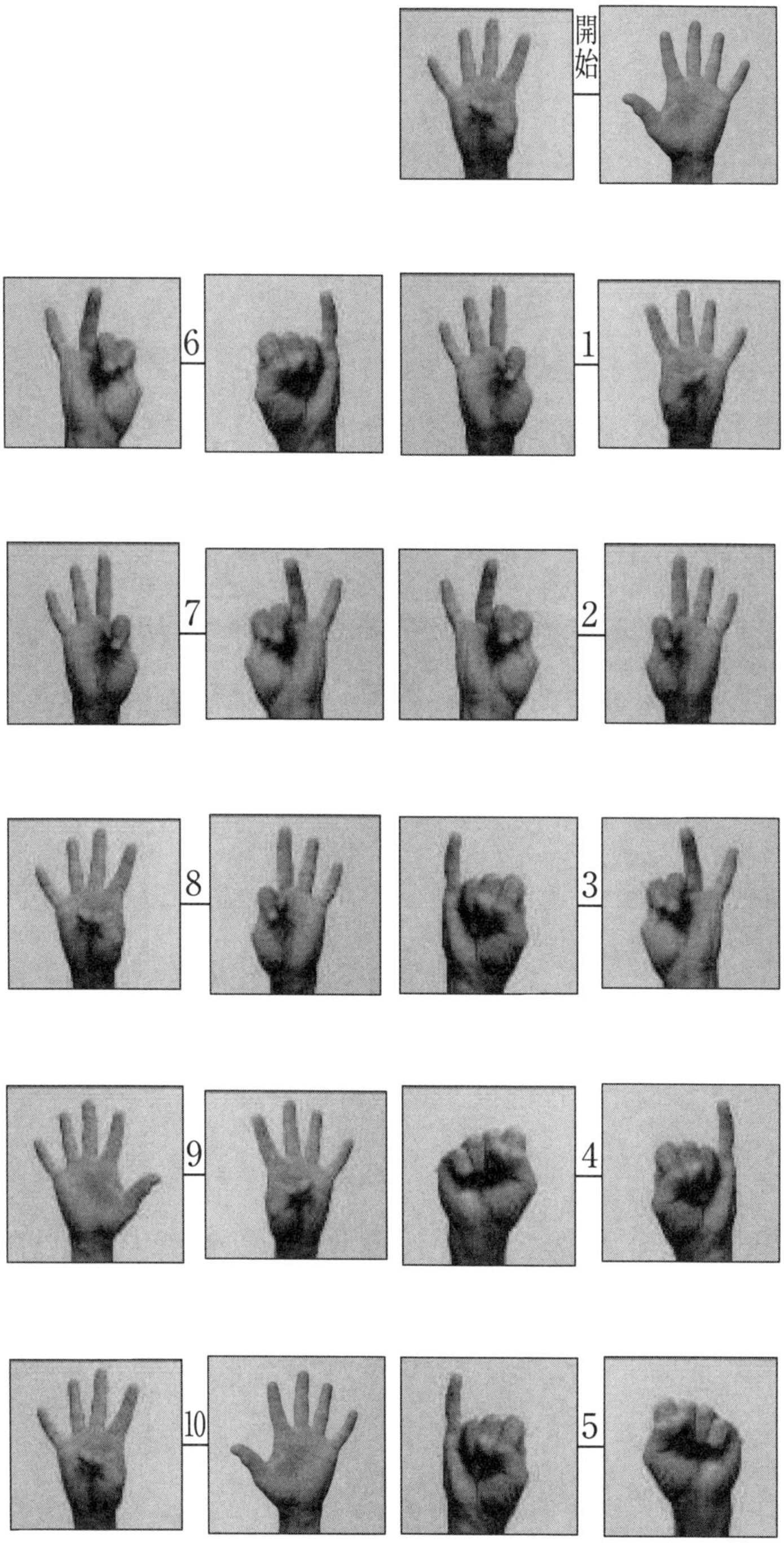

さあ、ここからが「脳トレ」です。できなくてもいいのです。間違いを修正しようとする、その行為がすでに「脳トレ」となっています。

そして誰でも練習すればできてくる動きなのですから、あきらめずに繰り返してみてください。

★二本ずらして順送り

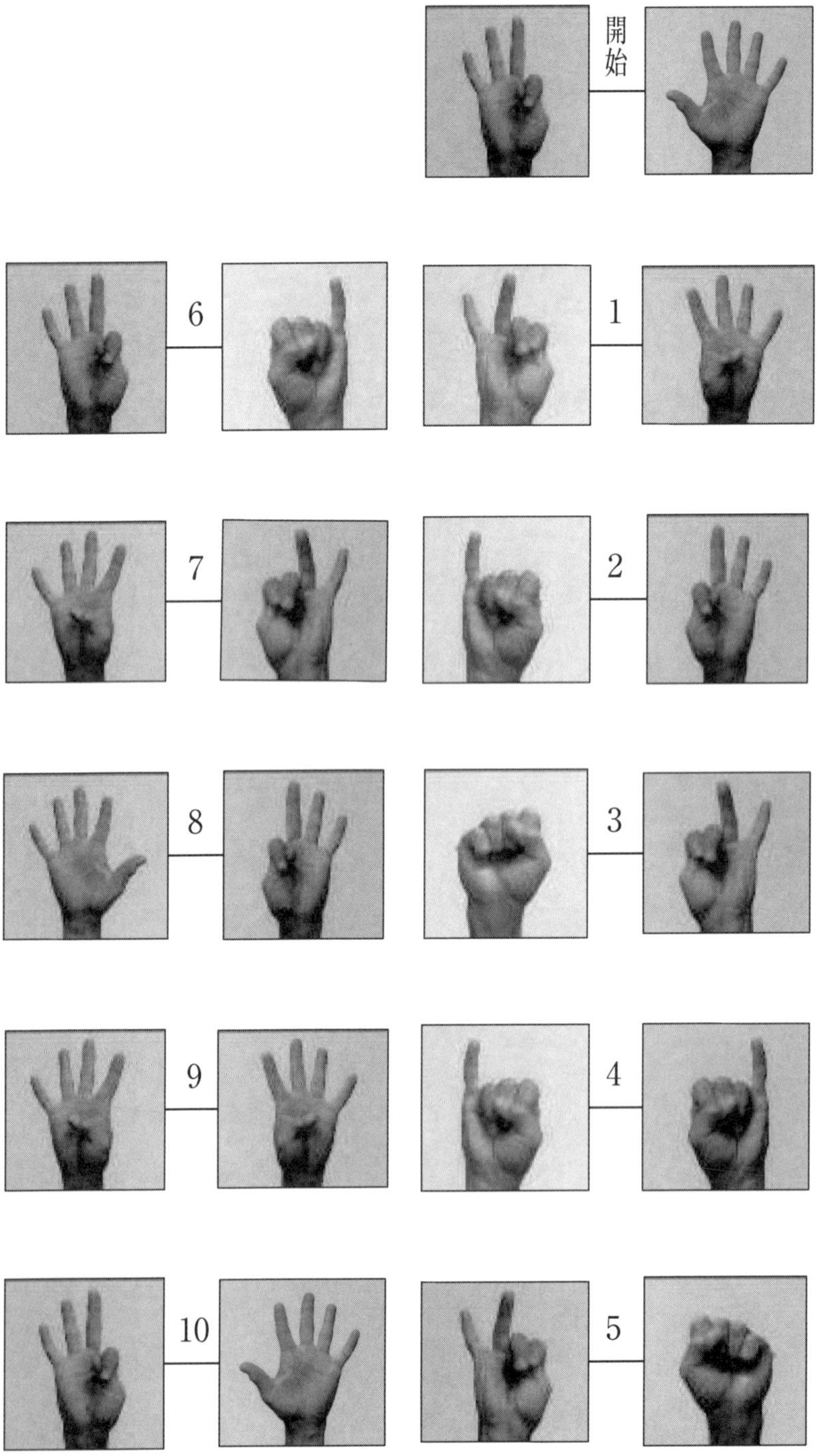

三本ずらしたり四本ずらしたり、いろいろと試してみてください。

すぐにうまくはできなくても、あなたにも必ずできる時が来ます。あきらめずに練習をしてみてください。

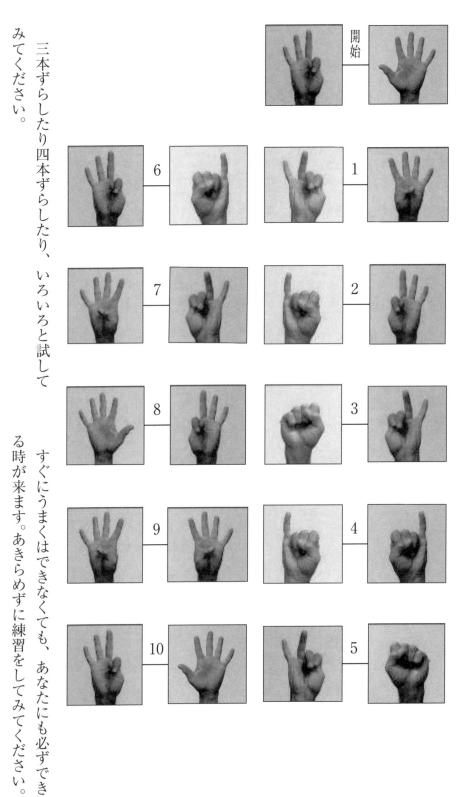

2　左手と右手を別々に、二拍子と三拍子

(1)「グー・パー」と「グー・チョキ・パー」

★グー・チョキ・パー運動……片方の手をグー・チョキ・パーの三拍子で、反対の手をグー・パーの二拍子で続ける運動

※　ゆっくりやればできることが、ちょっとリズムをつけてやってみると、意に反して、思うように指が動いてくれない。あるいは、左右の動きをちょっと変えてやってみたりすると、どちらかの動きが止まってしまう……となってしまいがちです。でも、誰でも少し真剣に練習を続ければ、だんだんできるようになってきます。

そうすることが脳のトレーニングになっていると言われています。

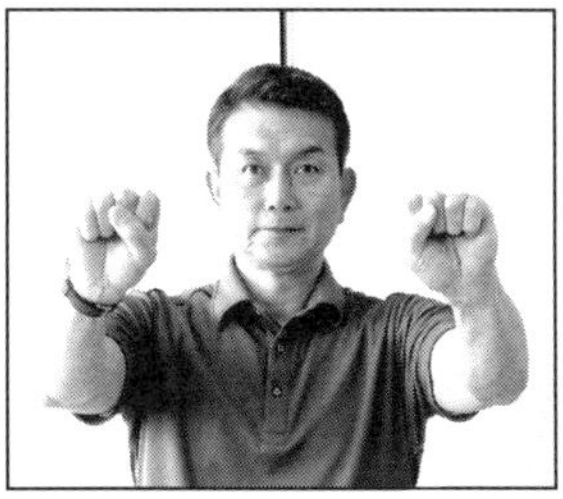
グー

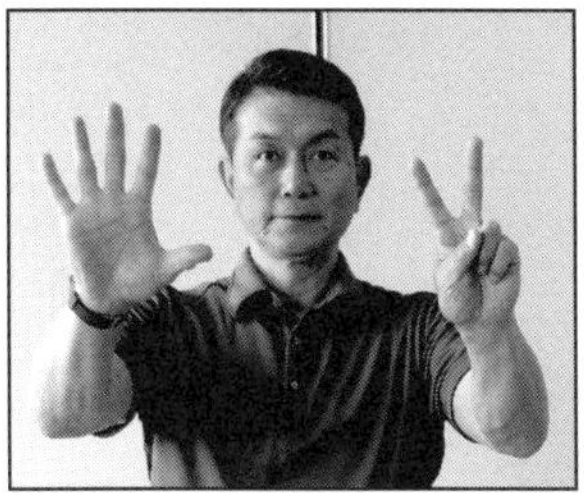
チョキ

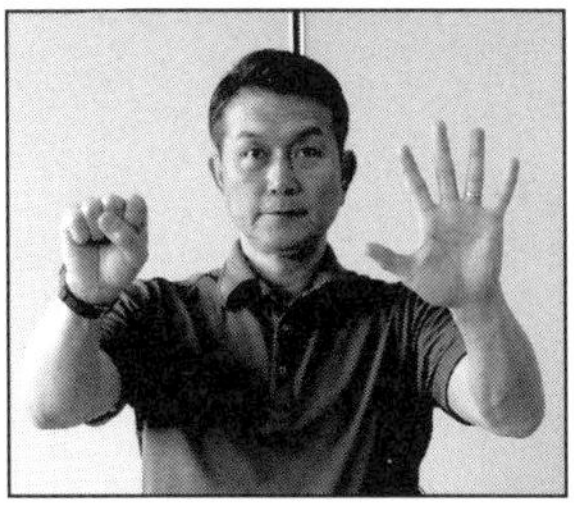
パー

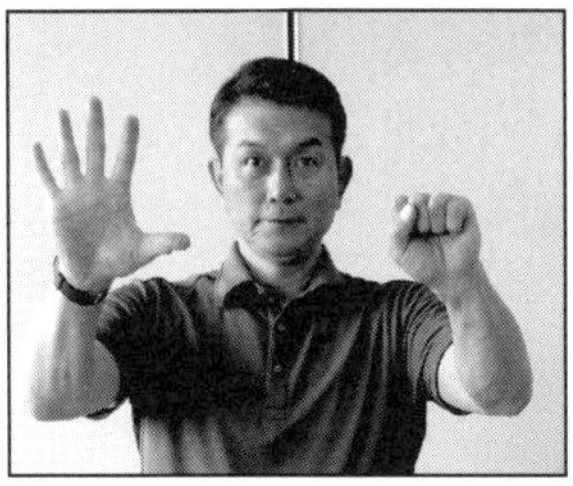
グー

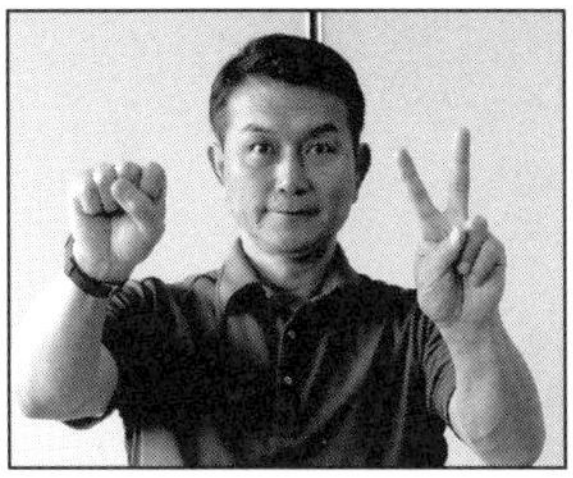
チョキ

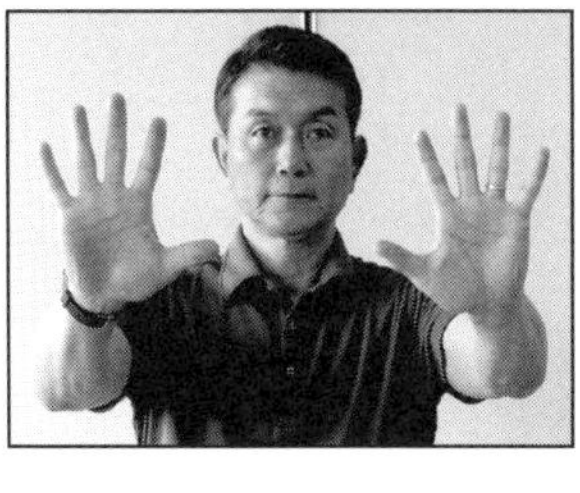
パー

(2) 指揮者の気分で二拍子と三拍子

さあ、今度は人差し指を出して、指揮者になった気分で！

二拍子と三拍子を左右別々でやってみると、どうでしょうか？

この動きも「グー・チョキ・パー」の時と同じ、二拍子と三拍子の合わせ運動です。

動きが大きい分だけ慣れやすいのではないでしょうか？

左右を変えてみたり、徐々に速めてみたり、ご家族や仲間とご一緒にいかがでしょう！

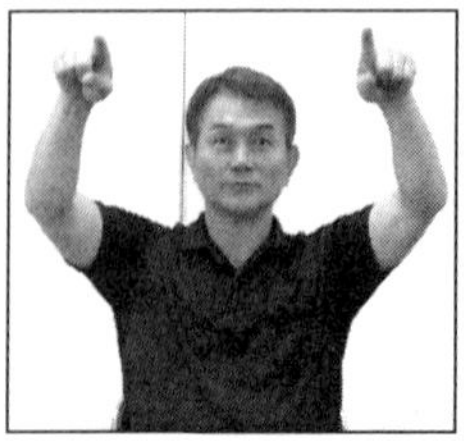

イチ
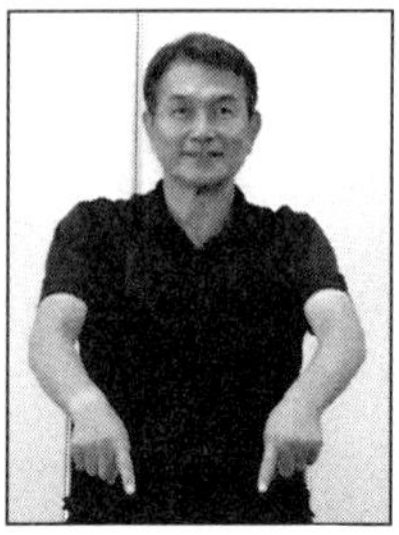

ニー
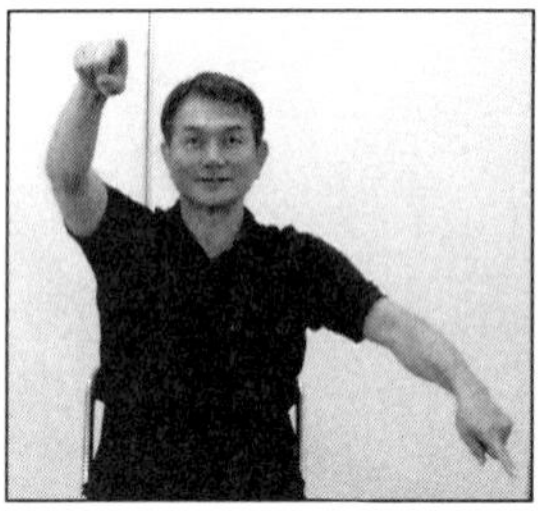

サン
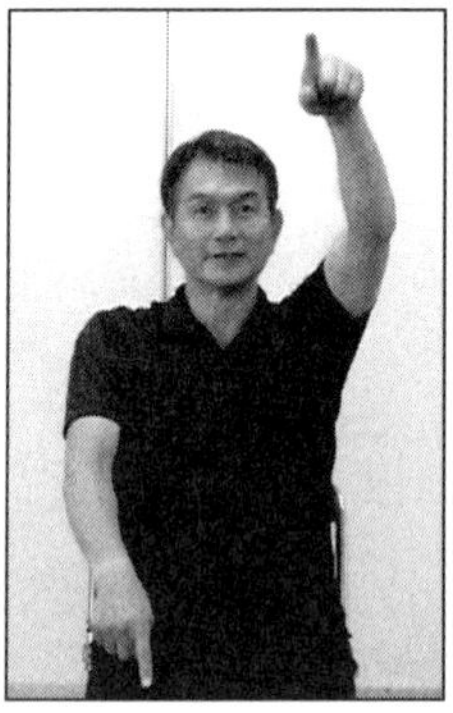

シー
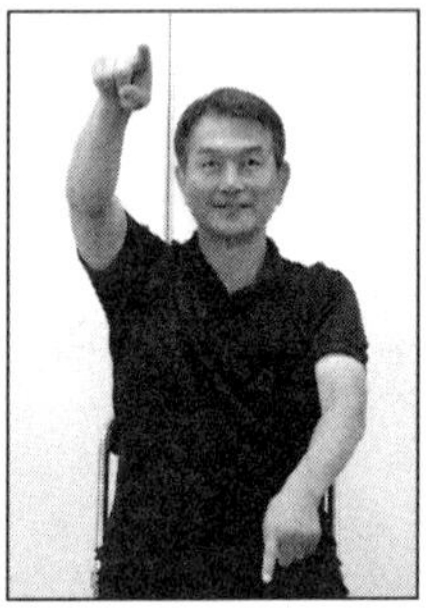

ゴー
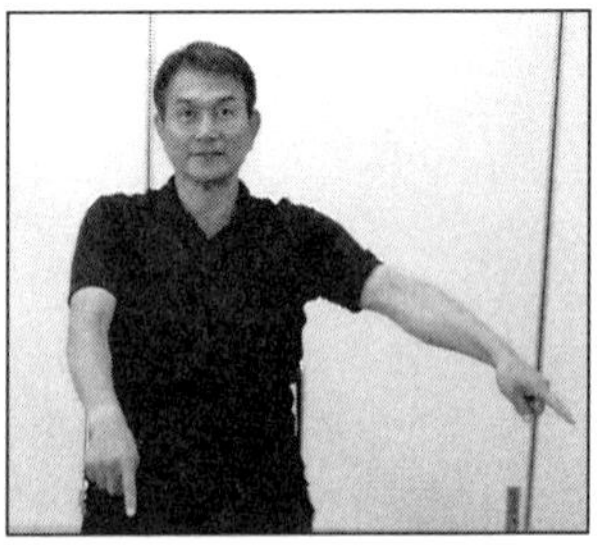

ロク
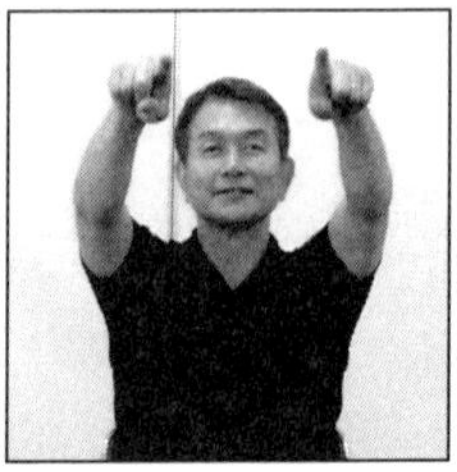

3　もも上げ膝たたき運動

⑴　手と膝、同じ側をたたく（二回手をたたいてから）→（一回手をたたいてから）

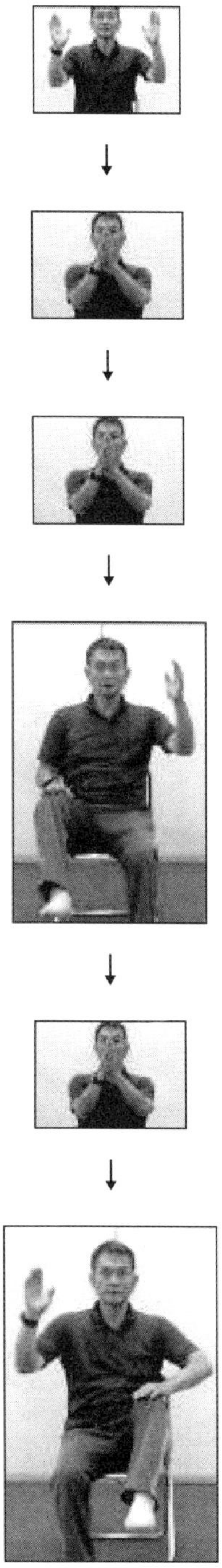

⑵　手と反対側の膝をクロスでたたく（二回手をたたいてから）→（一回手をたたいてから）

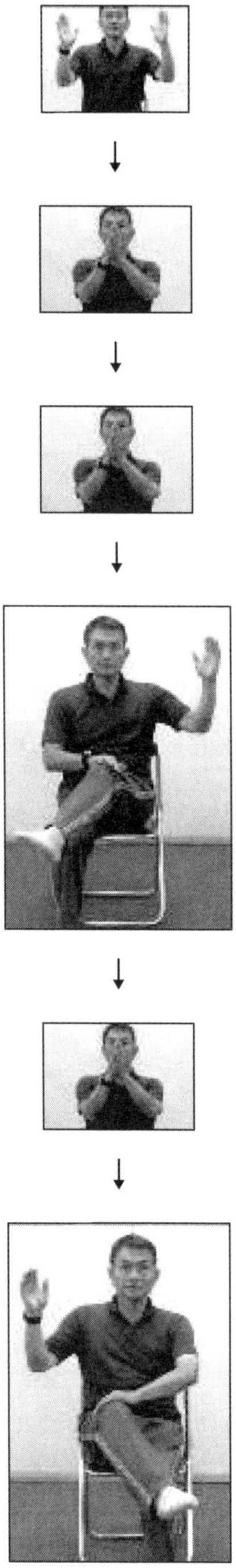

⑶　三・三・七拍子のリズムに乗せてまずは、同じほうの膝から

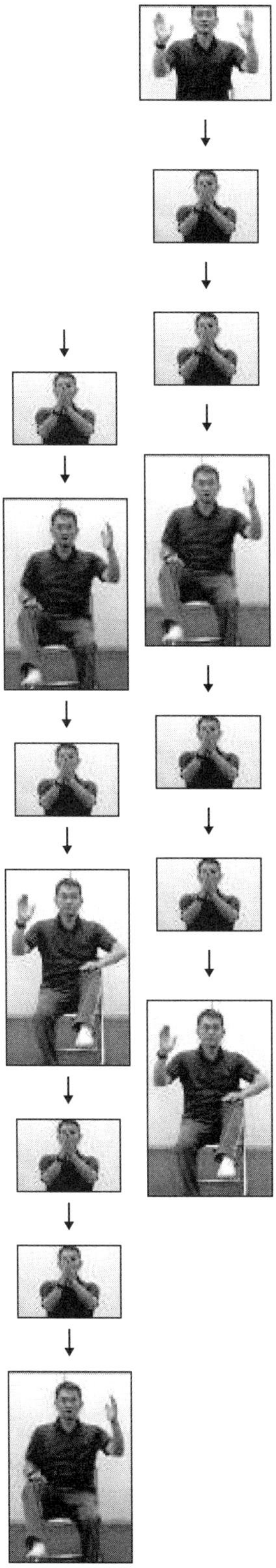

続いて、反対側の膝をクロスで

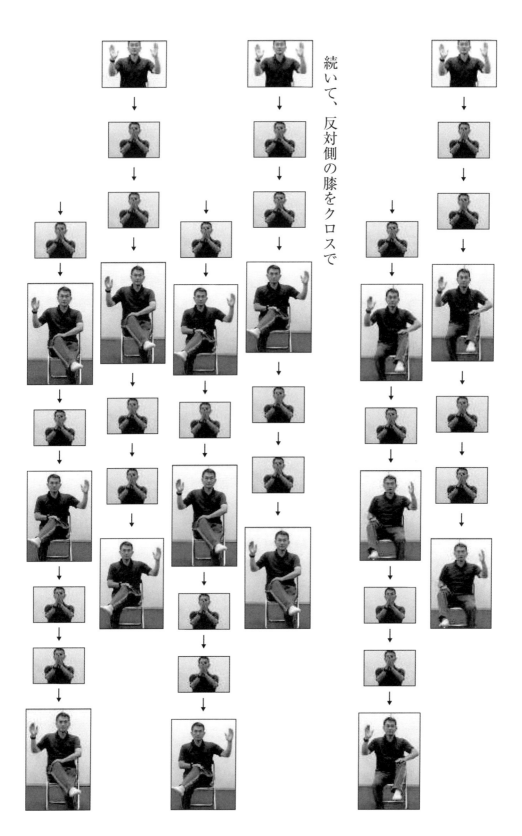

(4) ルールを決めて膝たたき

例：（二回拍手してから）「左手で左膝」→「左手で右膝」→「右手で右膝」→「右手で左膝」の順でたたき、それを繰り返します。（同じほうをたたいて反対側をたたき、手を替えて、同じほうをたたいて反対側をたたきます）

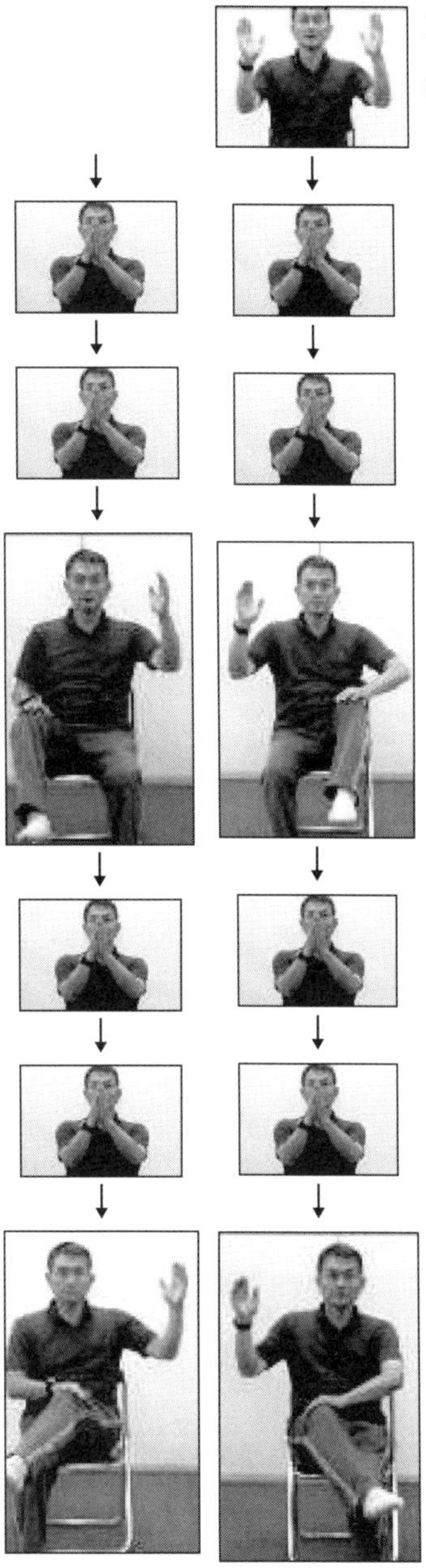

続いて（一回拍手してから）「左手で左膝」→「左手で右膝」→「右手で右膝」→「右手で左膝」の順でたたき、それを繰り返します。

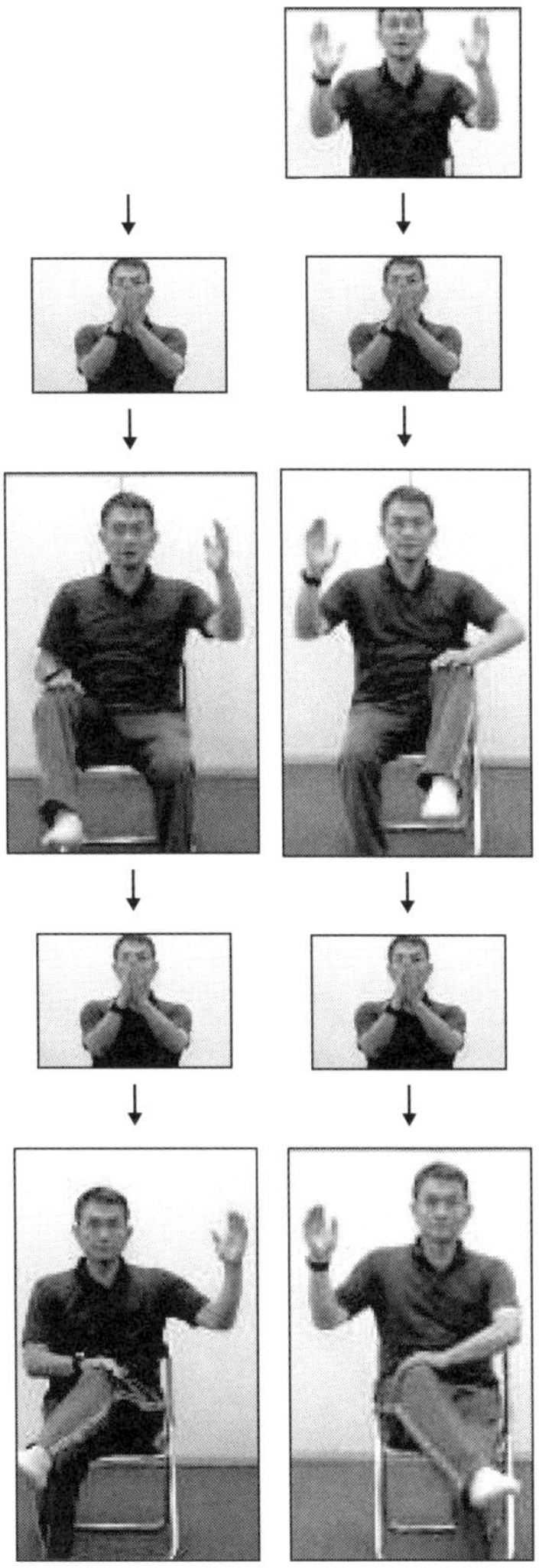

おわりに

この「健康リラックス体操」は、「ラジオ体操」に取って代わらなければいけないものであると、以前から私は考えてきました。

「ラジオ体操」は全身運動で、短時間に隅々まで筋肉を動かし、身体全体を温める優れた運動です。

しかし、どうしても拭えない思いがあります。

「ラジオ体操」は一九二八年から始まったと言われています。もともと、国民の健康増進を目的としてつくられたものとされていますが、実は、郵便局の簡易保健サービスのひとつでした。

九十年近く前の国民のためにつくられたものであると同時に、戦後の日本の子供の体力向上のためにも用いられていたものです。その「ラジオ体操」が、なぜいつまでも国民の健康増進体操として続けられているのでしょう?

「ラジオ体操」は徒手体操の動きを基につくられているため、きびきびとした大きな動きになっています。

今、この体操を日常的に続けているほとんどの方は、「退任された先輩諸氏」です。子供の頃から慣れ親しんだ体操を、ということなのかと想像しますが、もうそろそろ健康増進の目的に適った体操を必要としている方々（お年寄りも含め）全員を対象にできる、無理がない体操を確立しないといけない。私自ら率先してでも始めないといけないと考えるのです。

子供の番組ではたっぷり時間をとってあるのに、大人の体操時間は極貧です。言うところの健康番組は多くなっていますが、病気の症状への対処情報か、簡単な運動の紹介に終始しているのが現状です。人生の先輩諸氏にはたっぷりと時間があります。三〇～四〇分間テレビの前で体操する余裕は十分あるはずです。

この「健康リラックス体操」を日常化していただきたい対象は「アスリートから車椅子利用者まで」、そして「健常者から要認知症対策の方まで」、要するに、気に入って続けようと思った方なら、すべての方々が対象です。

「健康リラックス体操」は、実施中も終わった後も心地よく、全身に血液を循環させて、いつでも動きたい時に動ける身体の状態を維持させることができます。そして、仲間づくりの輪も広げられる、そんな運動種目なのです。

最後までお読みいただき、ありがとうございました。これにて締めさせていただきます。

《プロフィール》

織田　広（おだ　ひろし）

健康運動指導士

介護予防運動指導員

1951年3月生まれ。

日本体育大学卒業後、スポーツクラブ＝ドゥ・スポーツプラザにてジム指導員などを23年間歴任。

企業内における「運動療法」、老人ホームでの「健康イス体操」指導、船橋市保健センターでの「運動習慣づくり教室」などの指導を経て、現在は船橋市内の公民館でのサークル指導「健康リラックス体操」、松戸市の島村トータル・ケア・クリニックでの「運動療法」、介護老人保健施設島村洗心苑での「リハビリ運動」指導等を実施。

あなたも一緒に《健康リラックス体操》

2016年8月25日　第1刷

監　修　島村トータル・ケア・クリニック
　　　　理事長　島村　善行
著　者　織　田　　広
発行者　濵　　正　史
発行所　株式会社　元就《げんしゅう》出版社
〒171-0022 東京都豊島区南池袋4-20-9
サンロードビル2F-B
電話 03(3986)7736　FAX 03(3987)2580
振替 00120-3-31078
印刷所　シナノ書籍印刷株式会社
ISBN 978-4-86106-248-3 C0077